科学就是这么逗

人体奇趣探秘

土豆逗
严肃科普

一园青菜

著/绘

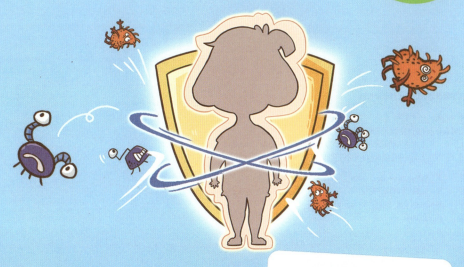

U0258300

中信出版集团 | 北京

图书在版编目（CIP）数据

科学就是这么逗：人体奇趣探秘 / 一园青菜著绘
. — 北京：中信出版社, 2022.11（2025.4重印）
ISBN 978-7-5217-4702-7

Ⅰ．①科… Ⅱ．①一… Ⅲ．①人体—少儿读物 Ⅳ.
①R32-49

中国版本图书馆CIP数据核字(2022)第161460号

科学就是这么逗：人体奇趣探秘

著 绘 者：一园青菜
出版发行：中信出版集团股份有限公司
　　　　　（北京市朝阳区东三环北路 27 号嘉铭中心　邮编　100020）
承 印 者：北京尚唐印刷包装有限公司

开　　本：720mm×970mm　1/16　　　印　　张：8.5　　　字　　数：120千字
版　　次：2022年11月第1版　　　　　印　　次：2025年4月第9次印刷
书　　号：ISBN 978-7-5217-4702-7
定　　价：39.00元

出　　品：中信儿童书店
图书策划：神奇时光
总 策 划：韩慧琴　　　策划编辑：李苑苑　　　责任编辑：刘莲　　　营销编辑：孙雨露　张琛　胡宇泊
封面设计：李然　　　　版式设计：李亚熙　　　内文排版：李艳芝　　　封面插画：黄梦缘

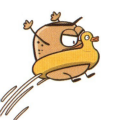

前言

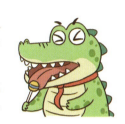

想要介绍一个朋友给你，这本书的主角——好奇心永动机——土豆逗。

土豆逗很会问问题。面对那些令人好奇的现象，他永远都在问"为什么"，就好像他是一个什么都不懂的家伙。但他清楚地知道自己想要什么，那是关于冒险、关于探索、关于宇宙和关于未来的。跟他在一起，你每天都在面对有趣的未知。

土豆逗一直走在好奇的路上。我们在科隆群岛、非洲腹地、南极大陆，甚至在地球深处见过他，也在大脑皮层、皮肤下、肠道里见过他。有时候他会乘着热气球追踪企鹅便便的痕迹，在会发光的大海里泡澡，跑到海底去看火山长大，有时候他会在皮肤上看伤口愈合的过程，还会去耳道里尝尝耳屎的味道。跟他在一起，你每天都在世界的各个角落探险和闯荡，会发现世界原来这么大，科学原来这么有趣。

土豆逗特别相信自己，这一点很重要。就像科学家们总在怀疑一切，但他们也相信自己一样。相信自己的疑惑，并用自己的行动去验证它。

土豆逗在哪儿呢？他无处不在。他可能藏在森林里的一块石头下面挖蚂蚁洞，可能藏在枕头套的缝隙里跟螨虫大战。不过，目前土豆逗正在离你最近的地方——这本书里。瞧，他在书里的每一页神出鬼没，忙个不停，那是因为他有太多想要告诉你的秘密，也有太多想要跟你一起探索的事情。

他都这么急不可耐了，要不，这就开始吧？

一园青菜

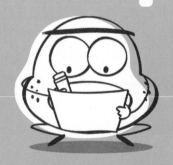

写给所有充满好奇心的孩子！

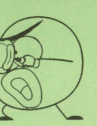
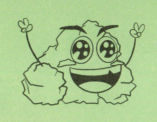
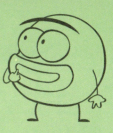
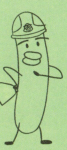

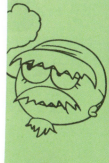
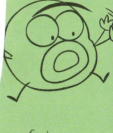

目录

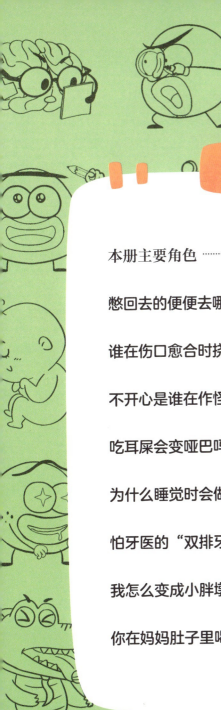
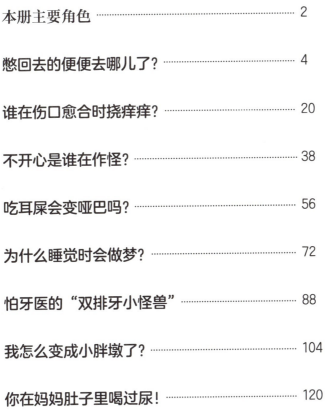
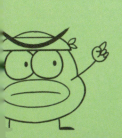
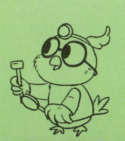
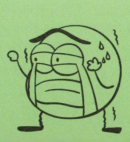
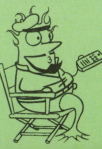

本册主要角色

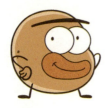

土豆逗

自称"土豆的远房亲戚",虽然有点儿倒霉体质却仍保持乐观,好奇心旺盛,有许多稀奇古怪的发明,喜欢问"为什么"和帮助朋友解决问题。

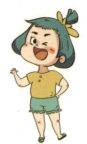

茉莉

6岁女孩,土豆逗的好朋友,活泼可爱,偶尔有点小任性。哭点低,擅长各种花式哭法,面对成长中出现的身体变化常常不知所措。

软便便

食物经过消化后,剩下的残渣在大肠内形成的健康便便。

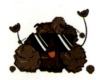

硬便便

在乙状结肠内逐渐失去水分的干硬便便,会堵塞肠道。

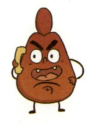

多巴胺

快乐三兄弟之一,让人感觉好爽好过瘾!

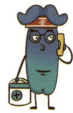

内啡肽

快乐三兄弟之一,又名"天然止痛药",给人带来欣快愉悦感。

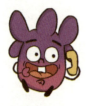

血清素

快乐三兄弟之一,又名"情绪稳定剂",助人放松心情、缓解焦虑。

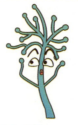

神经末梢

神经纤维的末端,负责接受外界和体内的刺激,比如温度变化、触摸、针刺、震动等。

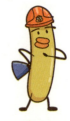

胶原纤维

真皮层最主要的构成成分,能够影响伤口愈合。

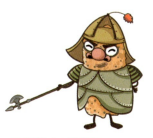

耳屎大将军

驻扎在外耳道内，忠诚地守护着耳道和鼓膜的安全。

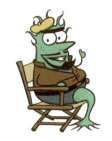

神经元导演

梦的创造者。住在大脑里，白天正常工作，一到晚上就开始拍电影。

恒牙

替代乳牙的另一组牙齿，一共有28~32颗。

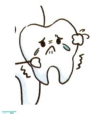

乳牙

人类的第一组牙齿，共有20颗，陪伴人类的童年时光。

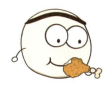

大白

白色脂肪细胞，分布于全身，是人体里最多的脂肪细胞，也是影响胖瘦的关键。

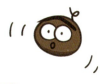

小棕

棕色脂肪细胞，主要分布于肩胛处、上背部和腋下，产生热量使人感到温暖。

精子

来自爸爸。众多精子一起参加比赛，竞争向卵子小姐求婚的唯一机会。

卵子

来自妈妈。和获得比赛冠军的精子结合成为受精卵，受精卵会发育成胎儿。

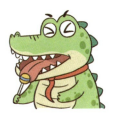

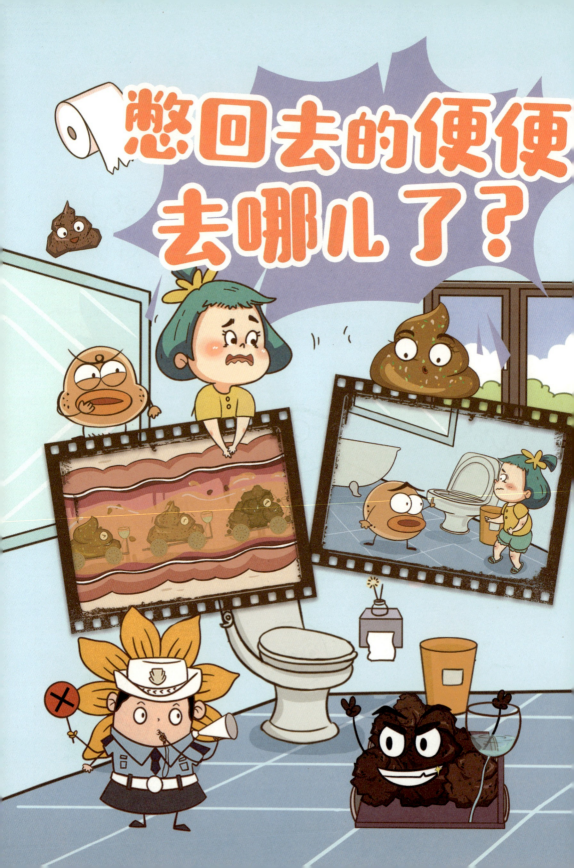

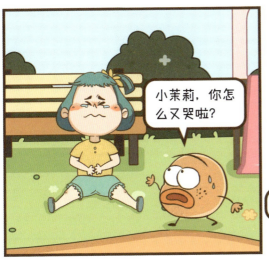

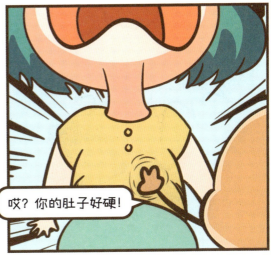

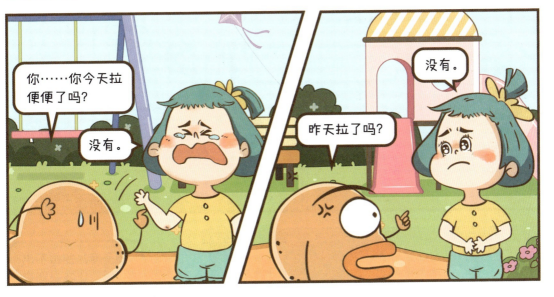

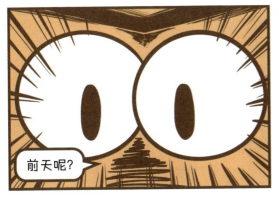

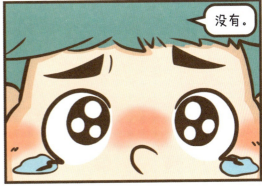

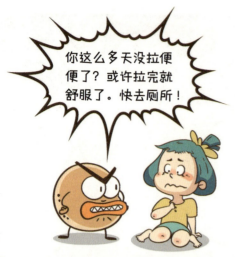

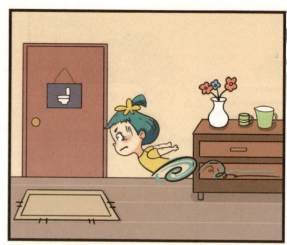

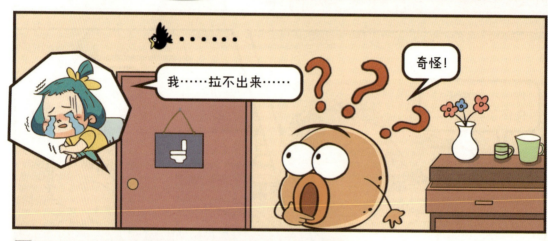

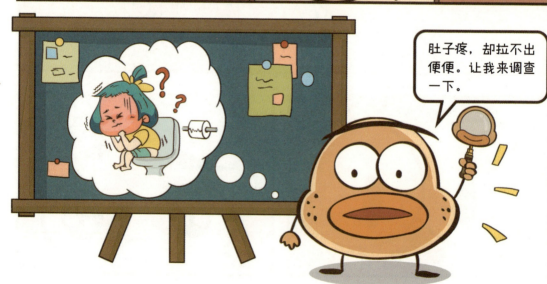

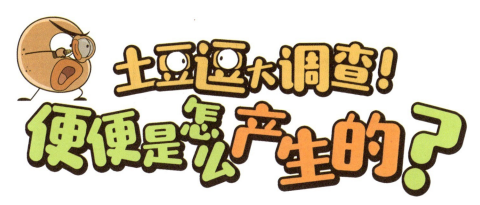

土豆逗大调查！便便是怎么产生的？

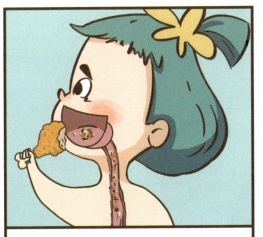

1. 食物进入口腔后，被咀嚼磨碎，经过食道进入胃里。

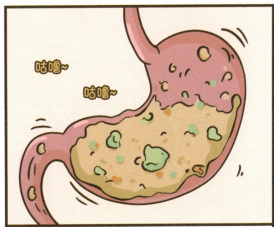

咕噜~

咕噜~

2. 食物在胃里被消化，经过 3~4 小时后，变成像粥一样的食糜，进入小肠。

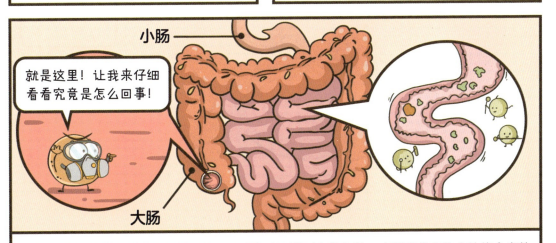

小肠

就是这里！让我来仔细看看究竟是怎么回事！

大肠

3. 食物中的大部分营养被小肠吸收，通过血液运送到身体各处。大肠吸收食物中的绝大多数水分以及少部分营养，剩下的残渣形成便便。

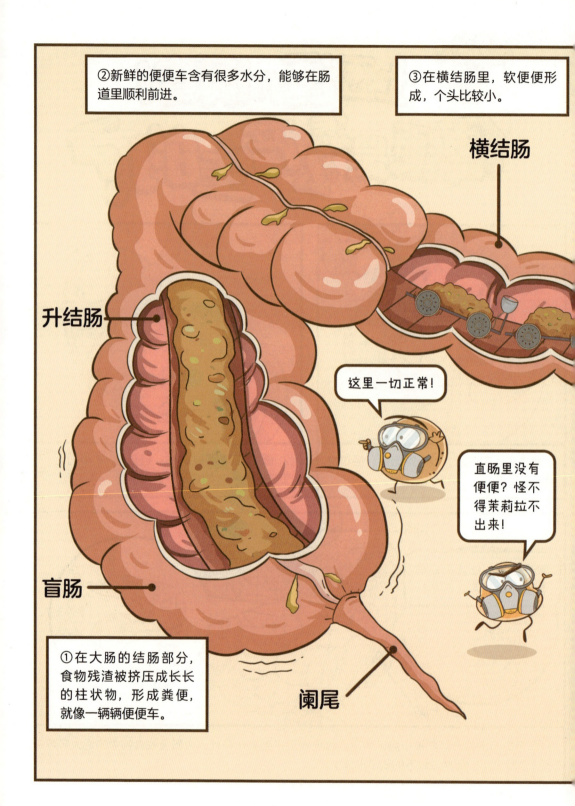

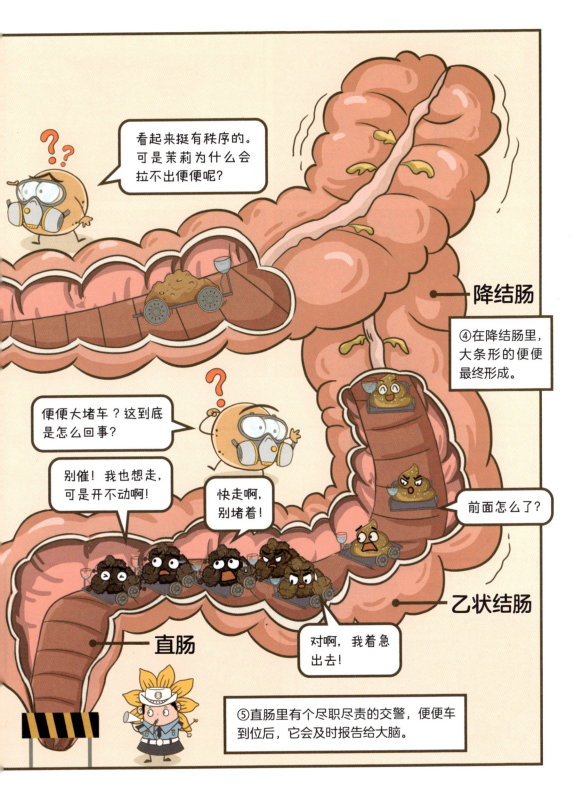

9

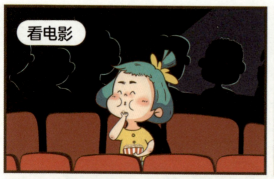

看电影

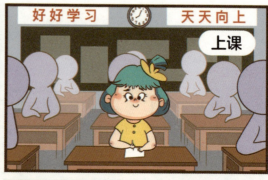

好好学习　天天向上

上课

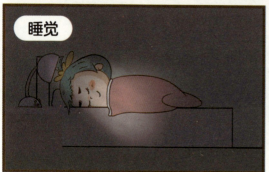

睡觉

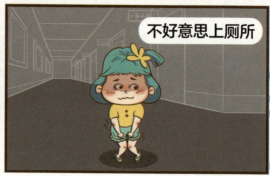

不好意思上厕所

有的时候，大脑忙着做别的事情，就会忽略掉我的"便便报告"。没有接到大脑的指令，我只能让便便车们退回到乙状结肠等待。

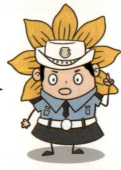

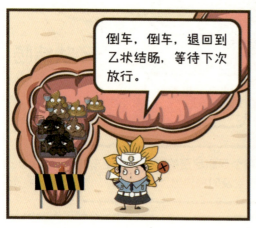

倒车，倒车，退回到乙状结肠，等待下次放行。

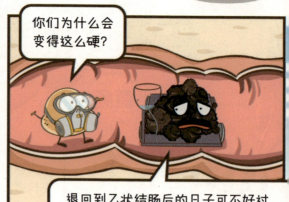

你们为什么会变得这么硬？

退回到乙状结肠后的日子可不好过，结肠壁会抢走我水箱里的水，时间一长，便便车变得又干又硬，很难开动。

正常情况下，人每天都应该拉一到两次便便。如果没有及时排便，便便就会回到结肠里，结肠继续吸收便便里的水分，让便便变得又干又硬。这种情况我们通常称为便秘，会导致肚子胀痛、没有食欲，影响健康。

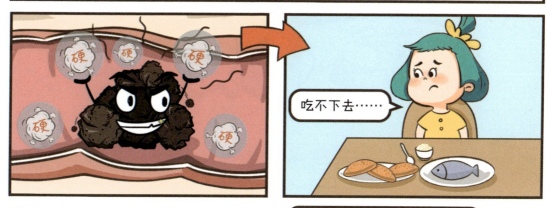

吃不下去……

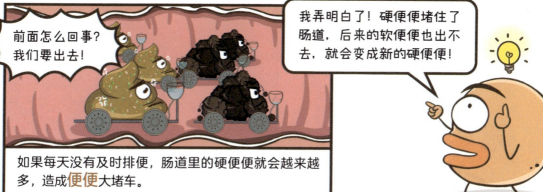

前面怎么回事？我们要出去！

我弄明白了！硬便便堵住了肠道，后来的软便便也出不去，就会变成新的硬便便！

如果每天没有及时排便，肠道里的硬便便就会越来越多，造成便便大堵车。

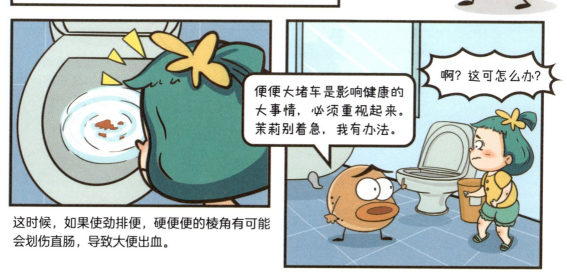

便便大堵车是影响健康的大事情，必须重视起来。茉莉别着急，我有办法。

啊？这可怎么办？

这时候，如果使劲排便，硬便便的棱角有可能会划伤直肠，导致大便出血。

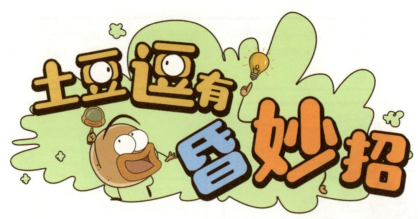

土豆逗有昏妙招

第一招：蜂蜜水冲走硬便便

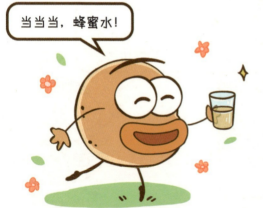

当当当，蜂蜜水！

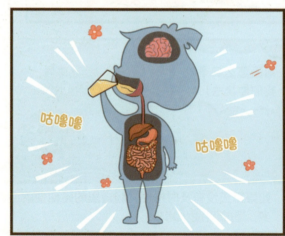

咕噜噜

咕噜噜

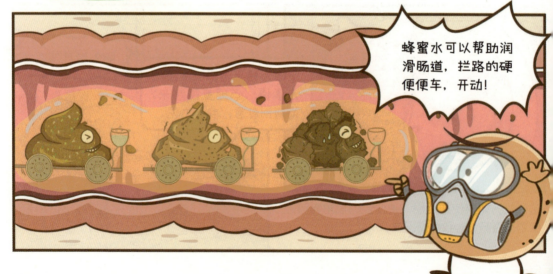

蜂蜜水可以帮助润滑肠道，拦路的硬便便车，开动！

12

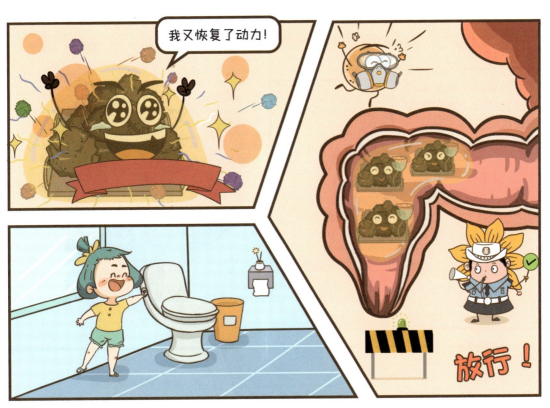

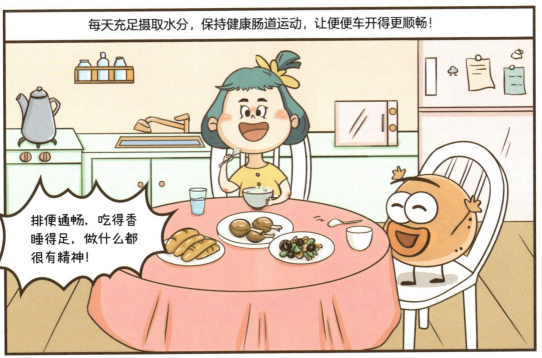

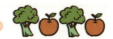

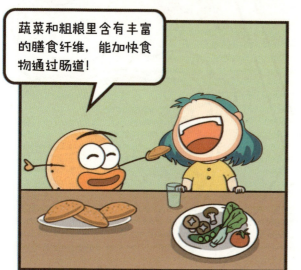

蔬菜和粗粮里含有丰富的膳食纤维，能加快食物通过肠道！

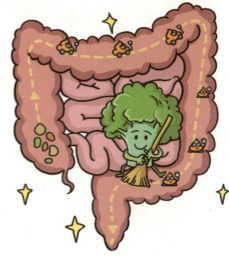

膳食纤维

嗯，今天的车流速度明显加快了呀！

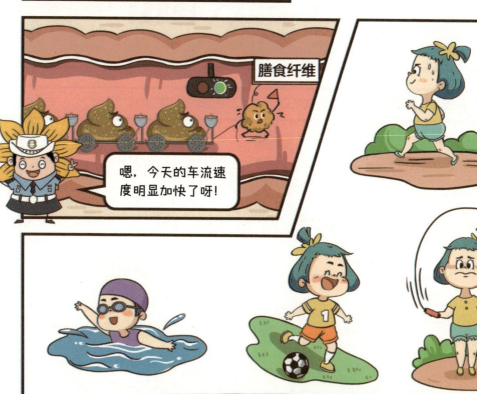

坚持运动，也能增加肠道活力，排便更通畅！

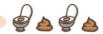 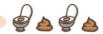
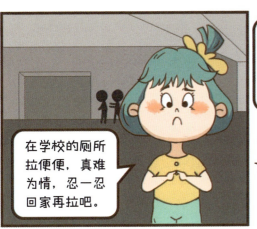

在学校的厕所拉便便，真难为情，忍一忍回家再拉吧。

无论在哪儿，只要大脑发出排便指令，就要尽快找厕所！如果不及时排便，便便车就会退回到结肠，变成硬便便！

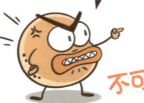

不可以忍！

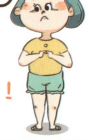

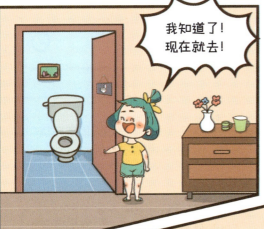

我知道了！现在就去！

拉便便、排尿、放屁都是身体最自然的反应。

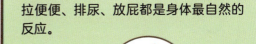

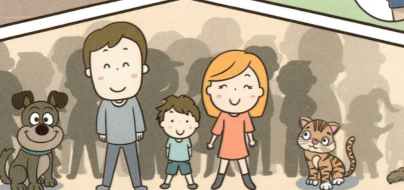

小朋友会做，爸爸妈妈会做，每一个人都会做，连小猫小狗也不例外。不用害羞，也千万不要拖延。有便意去厕所不丢人。

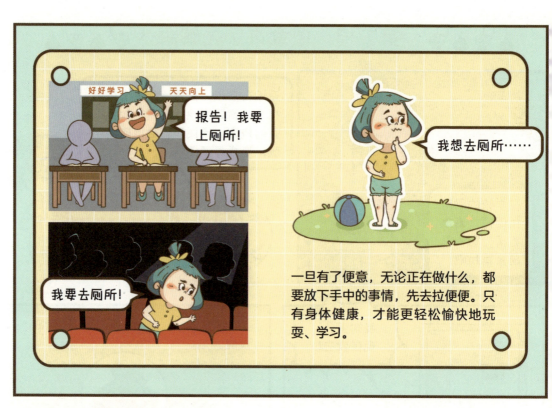

一旦有了便意，无论正在做什么，都要放下手中的事情，先去拉便便。只有身体健康，才能更轻松愉快地玩耍、学习。

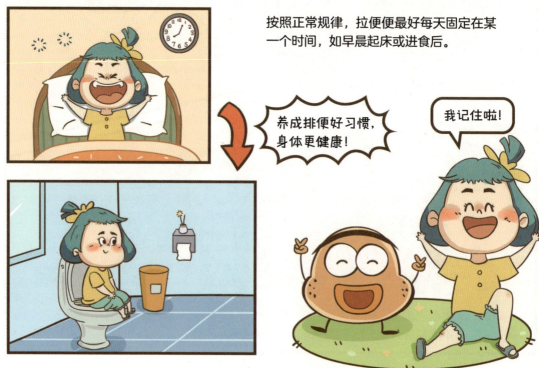

按照正常规律，拉便便最好每天固定在某一个时间，如早晨起床或进食后。

养成排便好习惯，身体更健康！

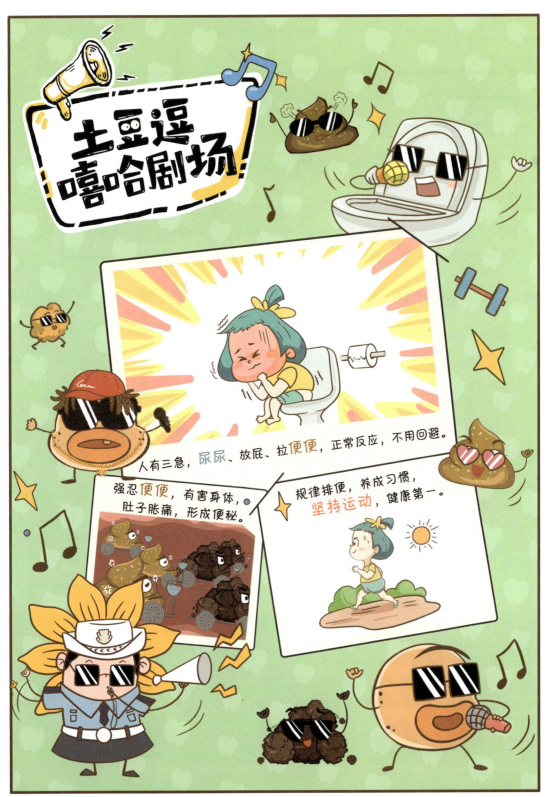

土豆逗嘻哈剧场

人有三急，尿尿、放屁、拉便便，正常反应，不用回避。

强忍便便，有害身体，肚子胀痛，形成便秘。

规律排便，养成习惯，坚持运动，健康第一。

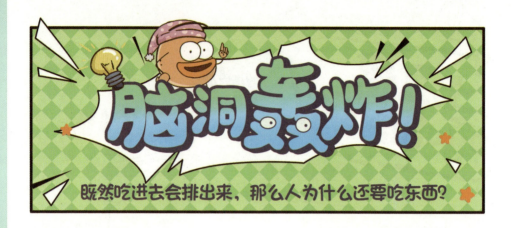

脑洞轰炸！

既然吃进去会排出来，那么人为什么还要吃东西？

人体每天需要从食物中获取六种基本的营养物质，来维持正常的身体功能。

脂肪

为身体供应能量，维持正常体温，促进部分维生素吸收。来自坚果、肉类、植物油等。

缺少脂肪会怕冷！

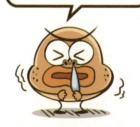

不吃肉和蛋就没力气！

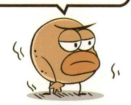

蛋白质

构成人体的主要组成物质之一，是正常的生命活动的主要承担者。来自豆类、瘦肉、奶制品和鸡蛋等。

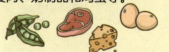

糖类

也叫碳水化合物，是维持生命活动所需的能量的主要来源，来自蔗糖、谷物、水果、根茎类蔬菜等。

不吃饭会变笨？

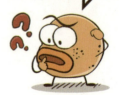

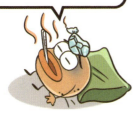

缺乏维生素会生病！

维生素

身体成长发育和代谢所必需的有机物。来自各种食物。适当晒太阳能补充某些种类的维生素。

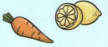

矿物质

维持人体正常生理功能所必需的无机化学元素。来自食物和饮用水等。

缺少矿物质长不高！

水

人体内的水分约占体重的 65%，这些水分通过呼吸和出汗流失。补充水分至关重要。

不喝水会口渴，好难受！

当你感到饥饿，想要吃东西的时候，其实是大脑在发出信号：身体需要补充营养啦！

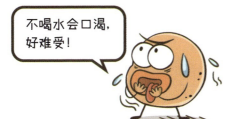

我很饿！

营养均衡不挑食，才能健康成长！

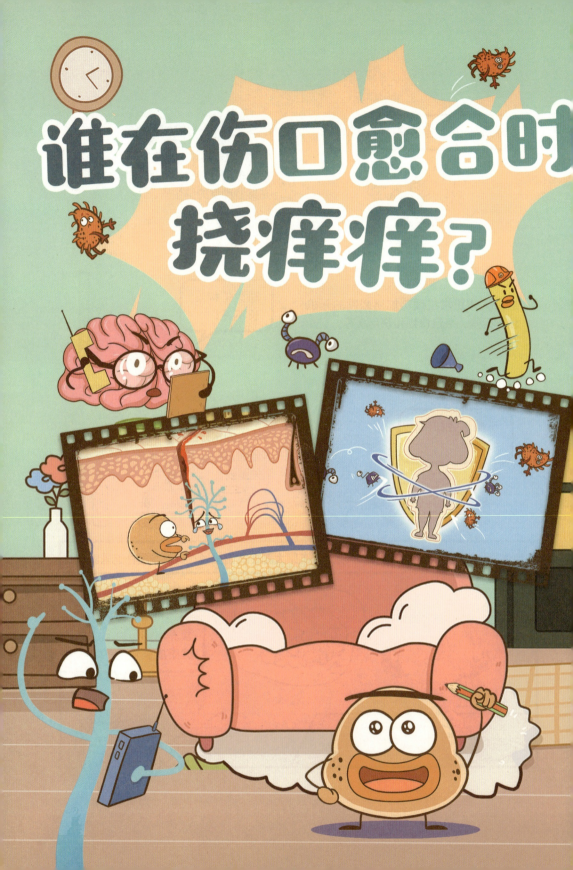

谁在伤口愈合时挠痒痒？

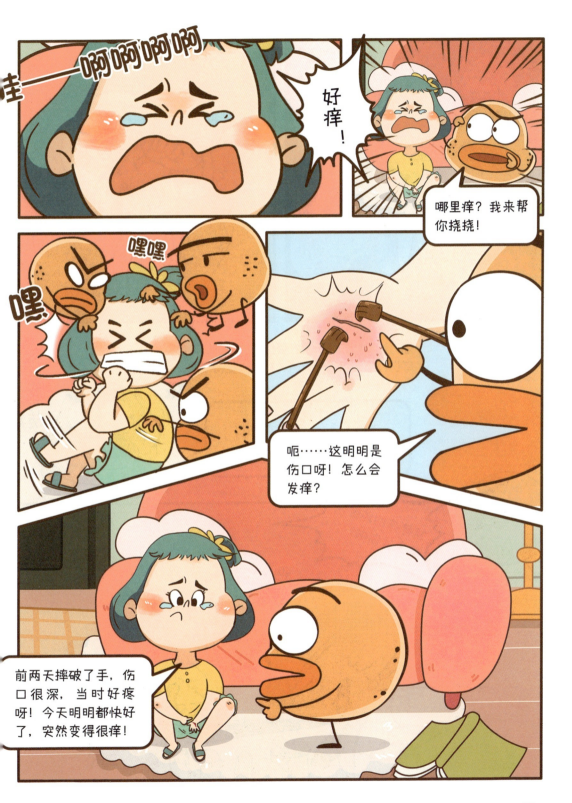

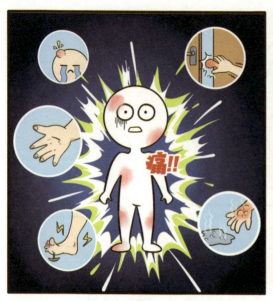

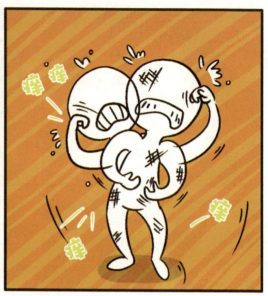

你有过这样的经历吗？受伤的时候伤口很疼，
等伤口结痂后快愈合时，却突然变得很痒。

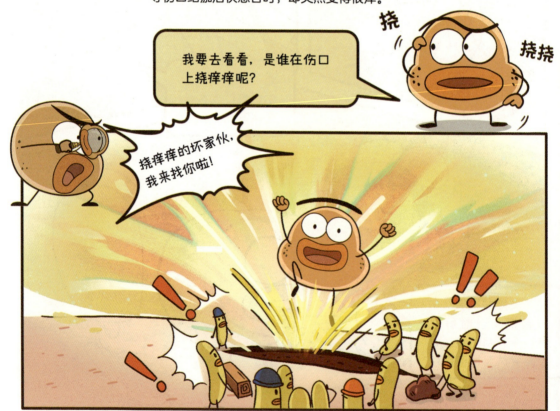

我要去看看，是谁在伤口
上挠痒痒呢？

挠痒痒的坏家伙，
我来找你啦！

挠

挠挠

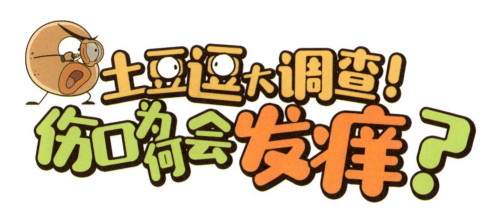

土豆逗大调查！
伤口为何会发痒？

想要了解伤口愈合的原理，就要先认识皮肤的构造。

皮肤是我们人类面对外部世界的第一道防线，它像铠甲一样保护着我们。

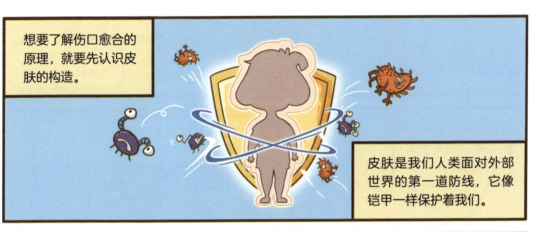

皮肤由外向内分为三层。表皮层很薄，能够不断再生，受伤后会快速愈合。真皮层里布满了神经和毛细血管，如果真皮层受伤，我们不仅会感到疼痛，伤口还会出血。皮下组织是一层脂肪垫，具有防外伤、为身体保暖以及储存能量的功能。

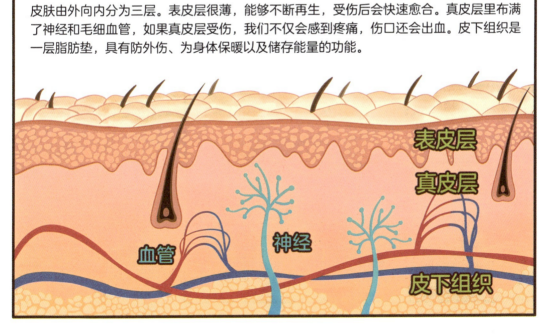

表皮层

真皮层

血管

神经

皮下组织

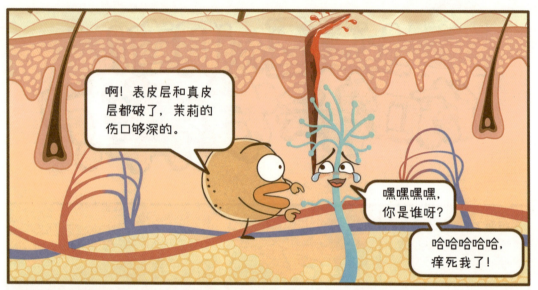

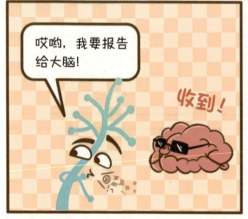

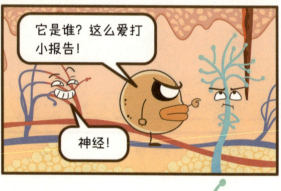

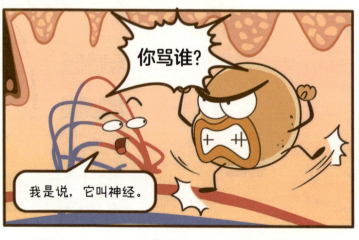

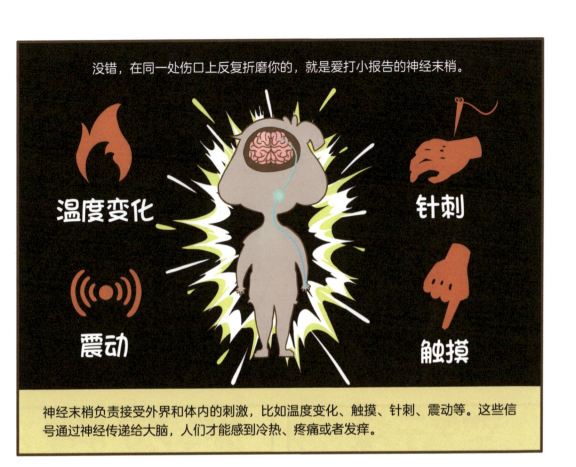

没错，在同一处伤口上反复折磨你的，就是爱打小报告的神经末梢。

温度变化

针刺

震动

触摸

神经末梢负责接受外界和体内的刺激，比如温度变化、触摸、针刺、震动等。这些信号通过神经传递给大脑，人们才能感到冷热、疼痛或者发痒。

当皮肤受伤时，如果伤口深及真皮层，神经和毛细血管被切断，感到疼痛，就会将信息传输给大脑。

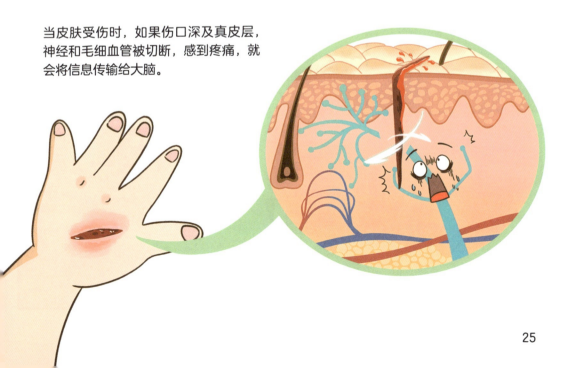

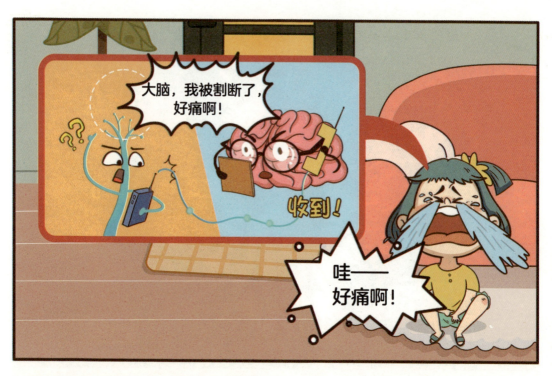

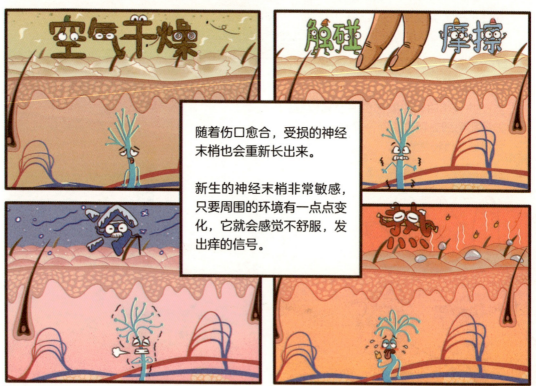

随着伤口愈合，受损的神经末梢也会重新长出来。

新生的神经末梢非常敏感，只要周围的环境有一点点变化，它就会感觉不舒服，发出痒的信号。

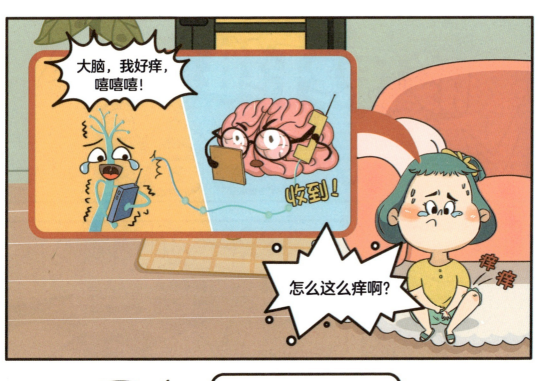

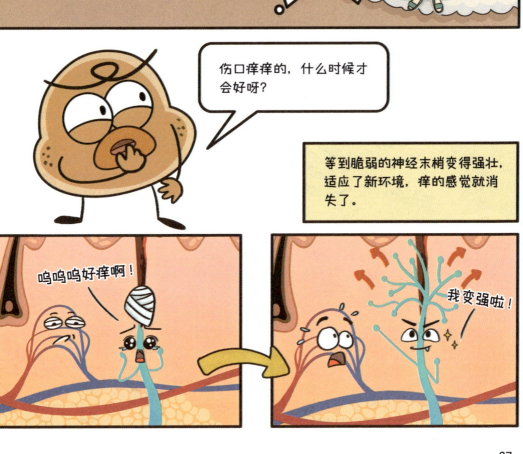

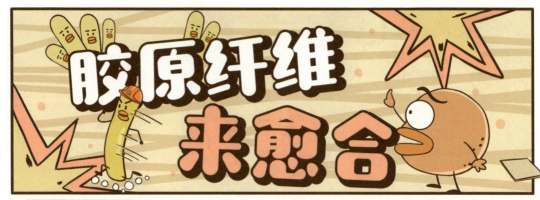

胶原纤维来愈合

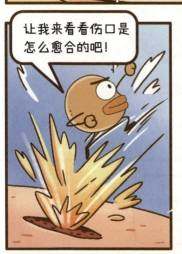

让我来看看伤口是怎么愈合的吧！

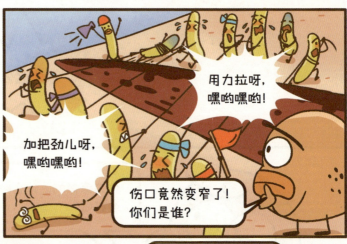

用力拉呀，嘿哟嘿哟！

加把劲儿呀，嘿哟嘿哟！

伤口竟然变窄了！你们是谁？

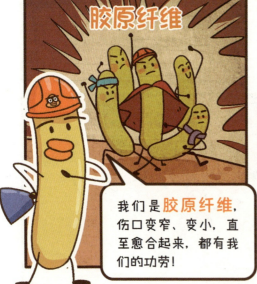

胶原纤维

我们是胶原纤维，伤口变窄、变小，直至愈合起来，都有我们的功劳！

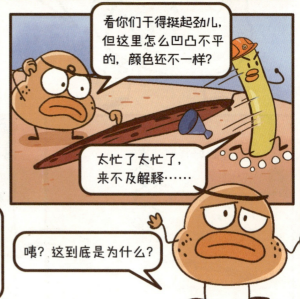

看你们干得挺起劲儿，但这里怎么凹凸不平的，颜色还不一样？

太忙了太忙了，来不及解释……

咦？这到底是为什么？

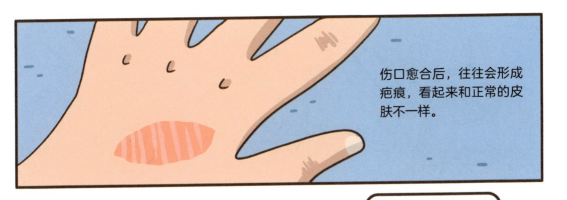

伤口愈合后，往往会形成疤痕，看起来和正常的皮肤不一样。

健康皮肤

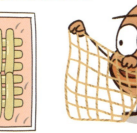

横、竖、横、竖，就像渔网一样紧密排列！

在健康的皮肤组织里，胶原纤维是紧密交织排列的。

受伤皮肤

而在受伤的皮肤组织里，为了快速闭合伤口，被临时喊来加班的胶原纤维们匆忙地挤在一起，有时只沿着一个方向，有时乱七八糟，这些过度增生的胶原纤维使皮肤形成凹凸不平、颜色不匀的疤痕。

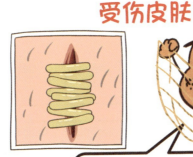

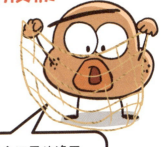

就像这个坏了的渔网。

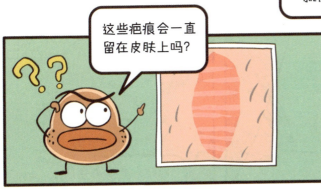

这些疤痕会一直留在皮肤上吗？

皮肤具有很强的修复能力，如果愈合过程顺利，胶原纤维不再过度增生，疤痕就会慢慢变淡、变平、变软，一段时间后，就和健康的皮肤一样啦！

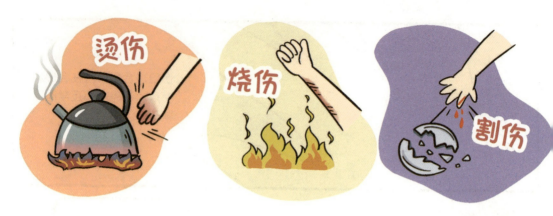

不过，如果伤口很深或是大面积的烫伤、烧伤、割伤等，皮肤受到了极其严重的损伤，无法自行修复，就会留下永久性疤痕。

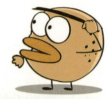

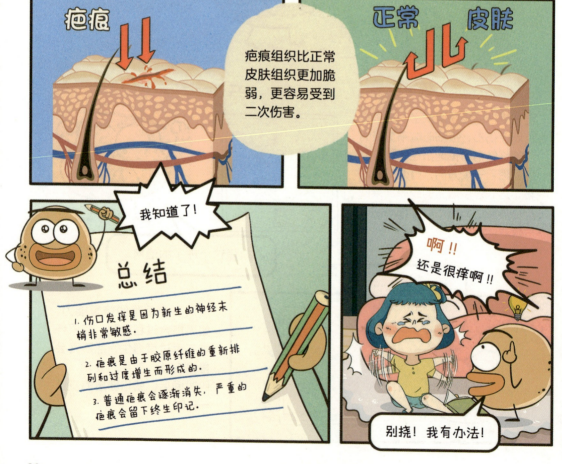

疤痕组织比正常皮肤组织更加脆弱，更容易受到二次伤害。

我知道了！

总结

1. 伤口发痒是因为新生的神经末梢非常敏感。

2. 疤痕是由于胶原纤维的重新排列和过度增生而形成的。

3. 普通疤痕会逐渐消失，严重的疤痕会留下终生印记。

啊!!
还是很痒啊!!

别挠！我有办法！

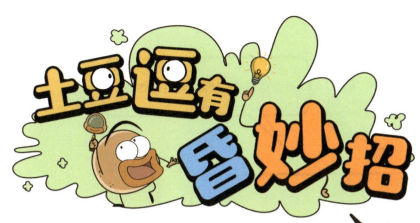

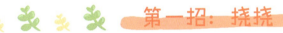

第一招：挠挠

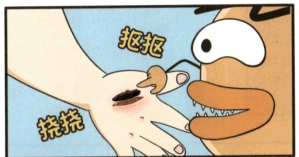

抠抠

挠挠

哇——
现在不仅痒，
还变疼了！！

呃——

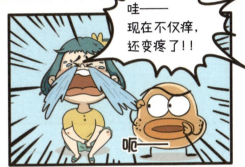

细菌

细菌

不能挠伤口！

用手挠伤口时，手上的细菌会进入伤口，造成感染。

挠挠

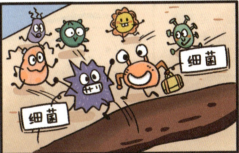

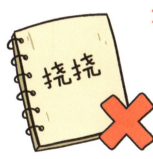

这块黑黑硬硬的东西是什么？

伤口在愈合时，血液会凝固在伤口处，形成干硬的结痂。

31

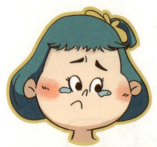

可是这些硬硬的结痂也好痒啊!

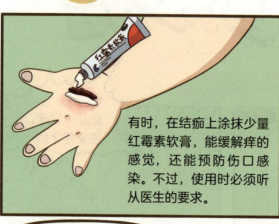

有时，在结痂上涂抹少量红霉素软膏，能缓解痒的感觉，还能预防伤口感染。不过，使用时必须听从医生的要求。

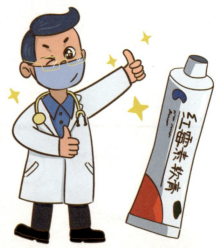

红霉素软膏没有了……

哎，这些看起来像是药膏，给茉莉涂一涂。

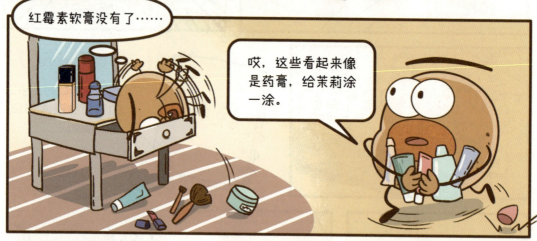

看起来像药膏的东西，也有可能是妈妈的护肤品，不能随意涂到伤口上！乱用药物有可能会导致伤口发炎！

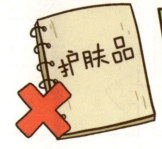

护肤品

别担心，等到皮肤完全长好之后，结痂会自然脱落。

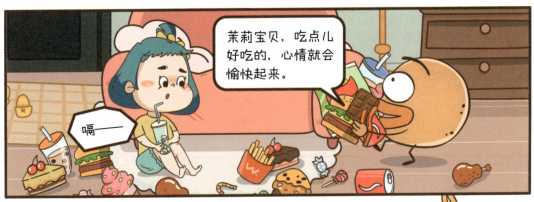

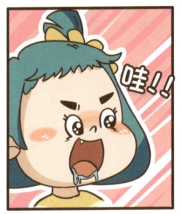

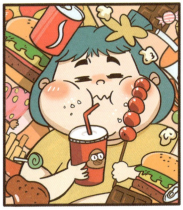

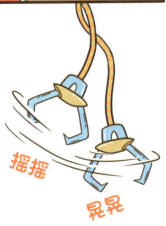

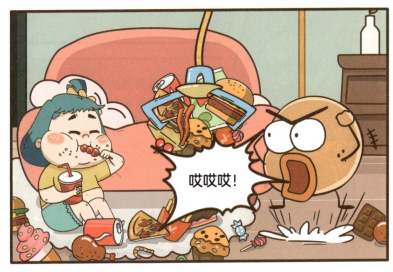

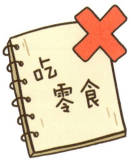

吃零食的确能让心情变好，但零食里通常含有较多的糖分、盐分和油脂，摄入过多会导致血液变黏稠，严重时会影响伤口愈合。

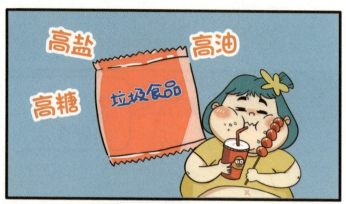

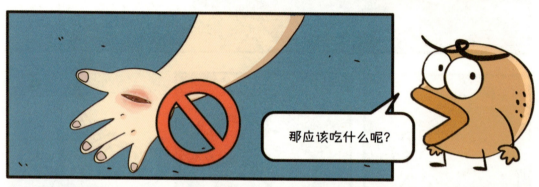

那应该吃什么呢？

富含维生素的食物

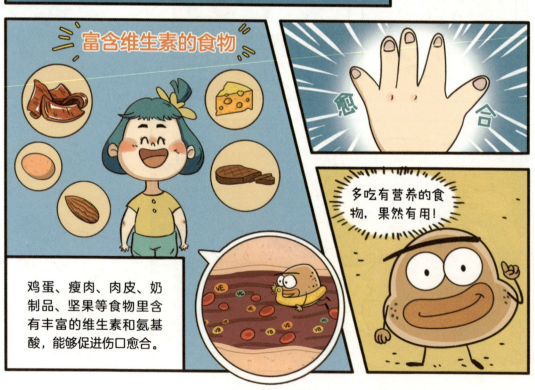

多吃有营养的食物，果然有用！

鸡蛋、瘦肉、肉皮、奶制品、坚果等食物里含有丰富的维生素和氨基酸，能够促进伤口愈合。

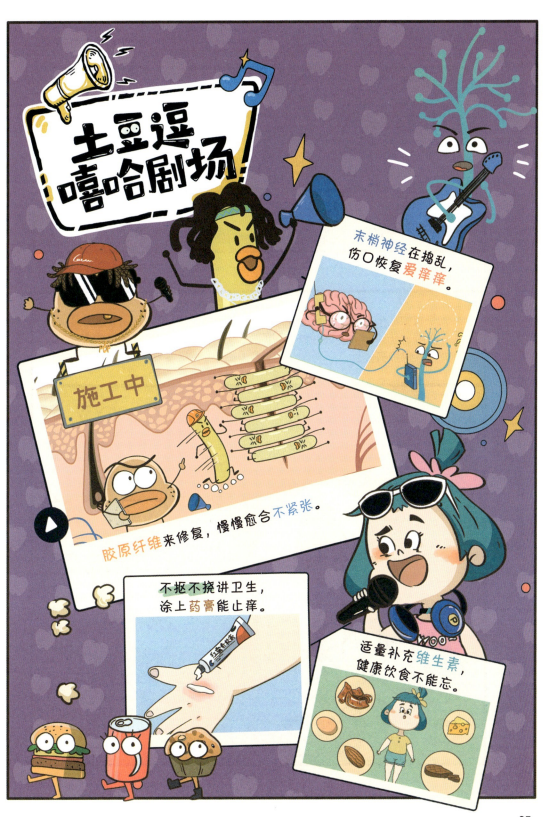

土豆逗
嘻哈剧场

末梢神经在捣乱，
伤口恢复爱痒痒。

施工中

胶原纤维来修复，慢慢愈合不紧张。

不抠不挠讲卫生，
涂上药膏能止痒。

适量补充维生素，
健康饮食不能忘。

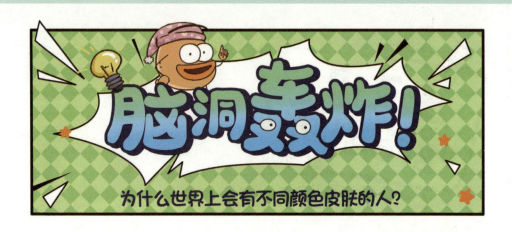

脑洞轰炸！

为什么世界上会有不同颜色皮肤的人？

阳光是重要的能量来源，但阳光中的紫外线会对人体产生伤害。皮肤作为人体重要的防御屏障，在经过长时间强烈日晒之后，会生成黑色素来阻挡紫外线，保护身体。

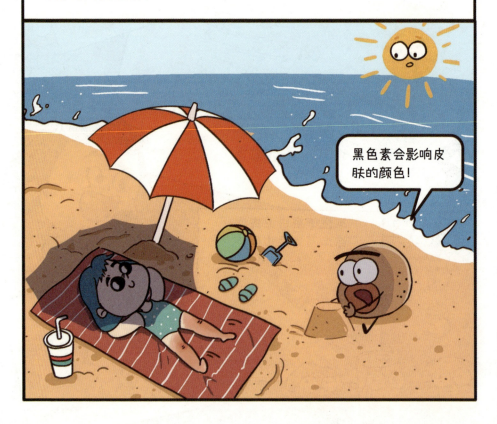

在地球的南北两端，太阳光照更少，紫外线辐射也更少，皮肤所需要的保护就越少。因此，皮肤只需要产生很少的黑色素，世代生活在这里的人们就会拥有浅色的皮肤。

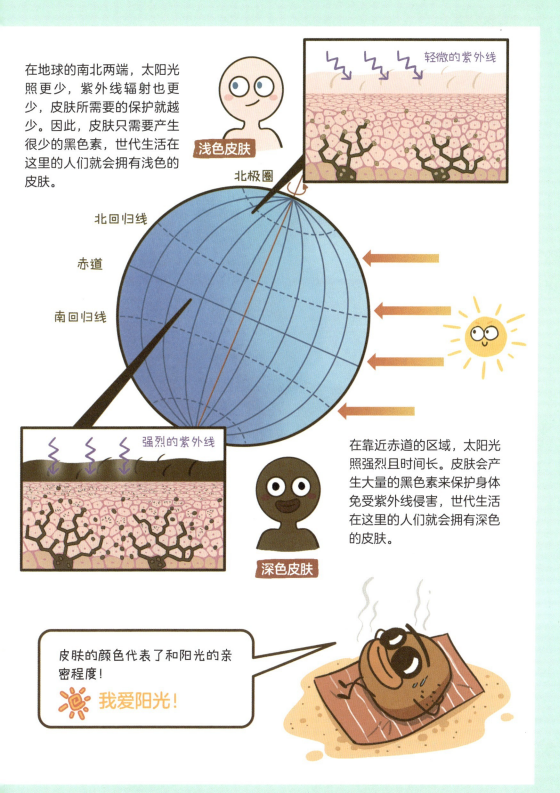

轻微的紫外线

浅色皮肤

北极圈

北回归线

赤道

南回归线

强烈的紫外线

深色皮肤

在靠近赤道的区域，太阳光照强烈且时间长。皮肤会产生大量的黑色素来保护身体免受紫外线侵害，世代生活在这里的人们就会拥有深色的皮肤。

皮肤的颜色代表了和阳光的亲密程度！

我爱阳光！

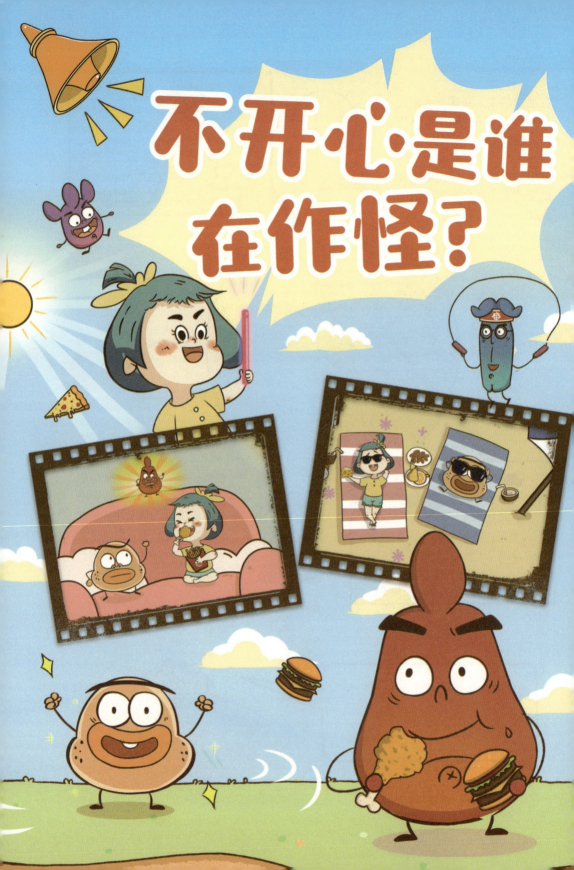

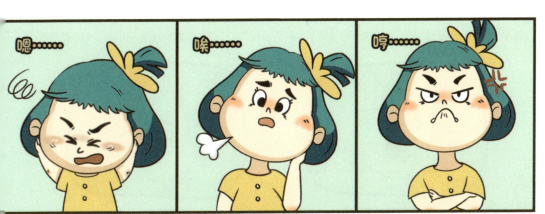

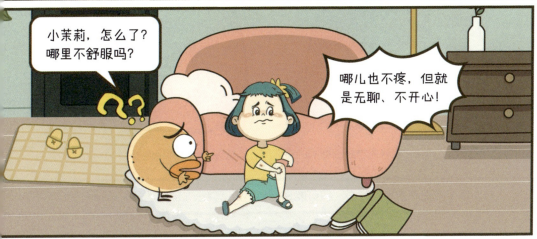

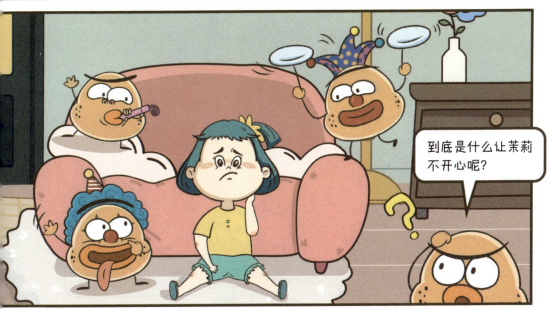

每个人都有很多种情绪，如快乐、悲伤、害怕、生气……这些情绪受到不同的神经递质影响。

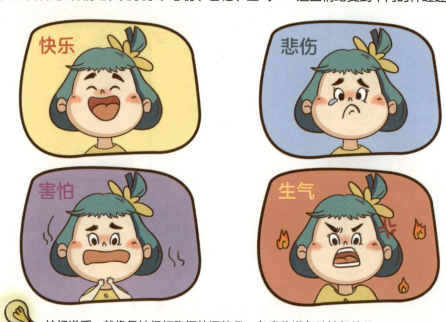

神经递质，就像是神经细胞间的通信员，负责传递各种神经信号。

如果你无来由地不开心，很可能是因为负责"快乐"情绪的三兄弟睡着啦！

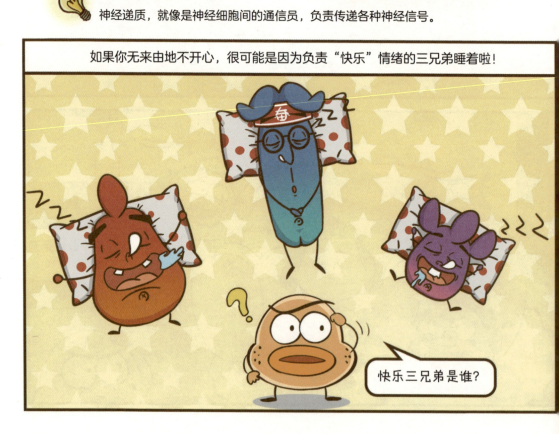

快乐三兄弟是谁？

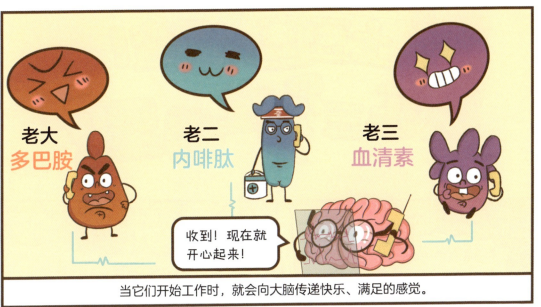

老大
多巴胺

老二
内啡肽

老三
血清素

收到！现在就开心起来！

当它们开始工作时，就会向大脑传递快乐、满足的感觉。

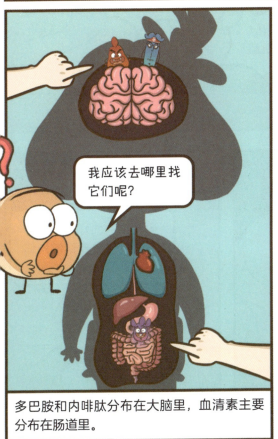

我应该去哪里找它们呢？

多巴胺和内啡肽分布在大脑里，血清素主要分布在肠道里。

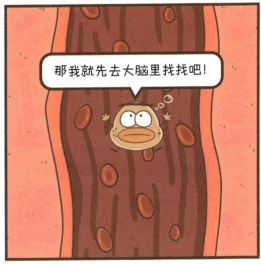

那我就先去大脑里找找吧！

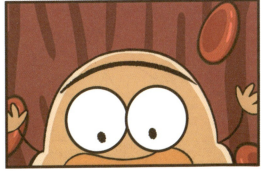

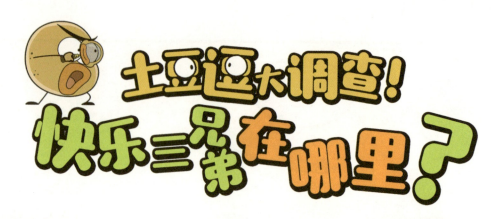

土豆逗大调查！
快乐三兄弟在哪里？

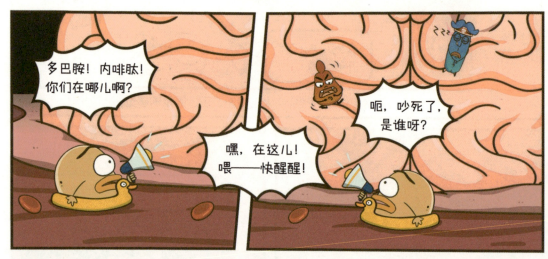

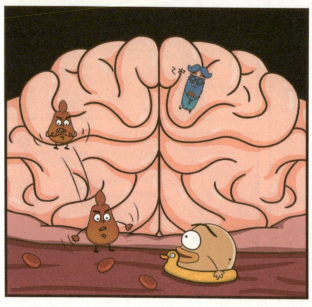

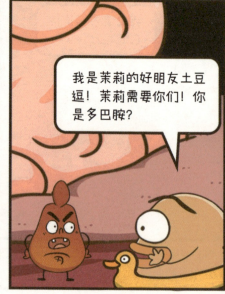

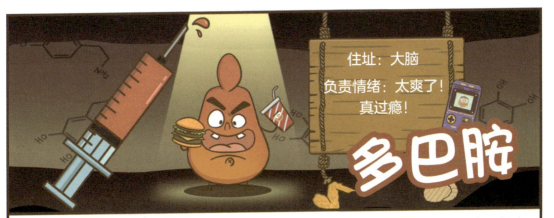

多巴胺是三兄弟里最容易醒来的，当它活跃的时候，会让人感觉"好爽好过瘾"！如果缺少多巴胺，就会让人感觉做什么都没劲儿。

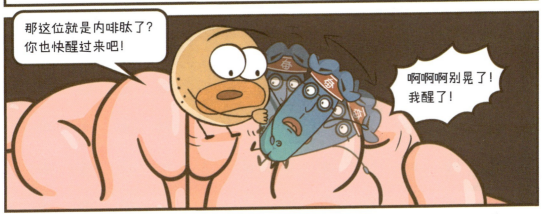

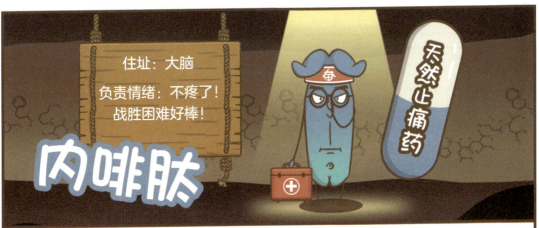

内啡肽，能够帮助身体减轻痛感，还能带来欣快、愉悦的感觉。如果缺少内啡肽，疼痛的感觉会加重，甚至毫无来由地难过。

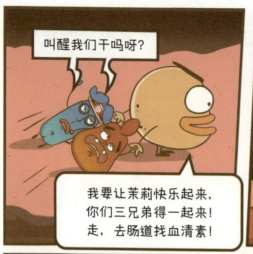

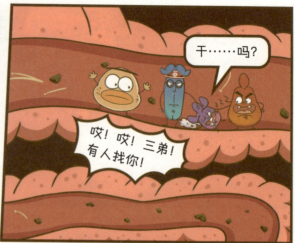

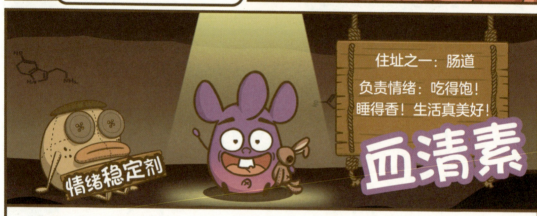

血清素能帮人放松心情、缓解焦虑。如果缺少血清素，就会让人睡不着，进而导致失眠、闷闷不乐，严重的甚至会引发抑郁症。

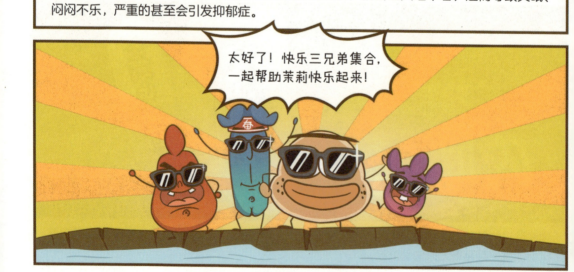

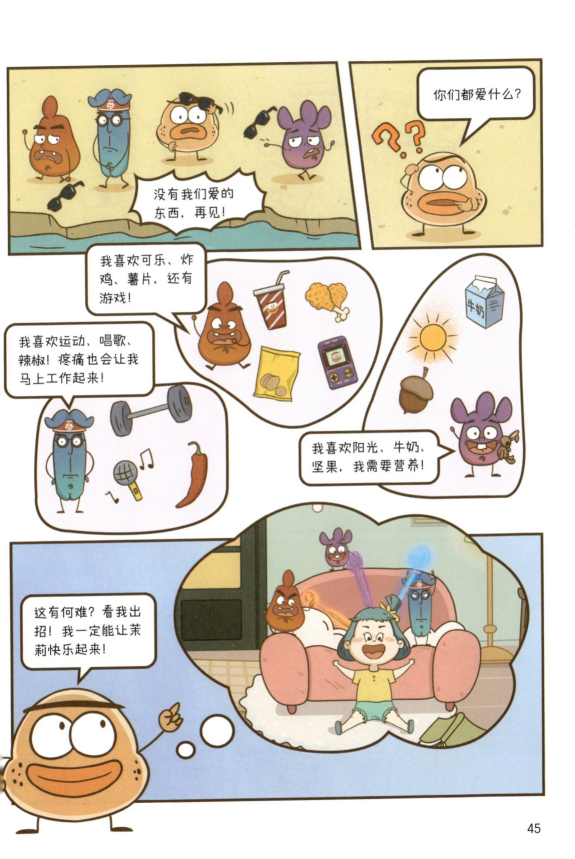

45

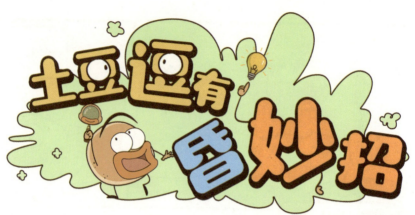

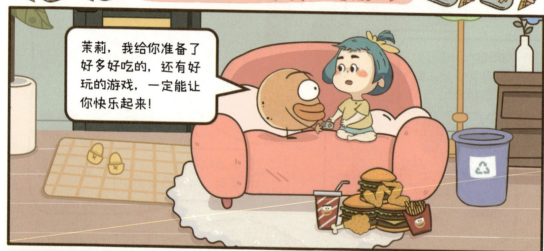

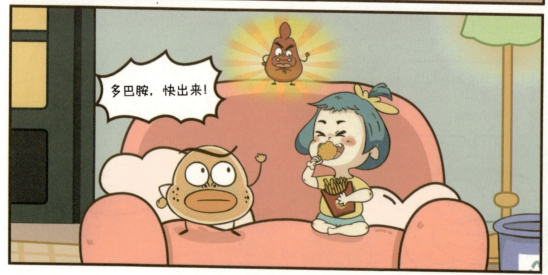

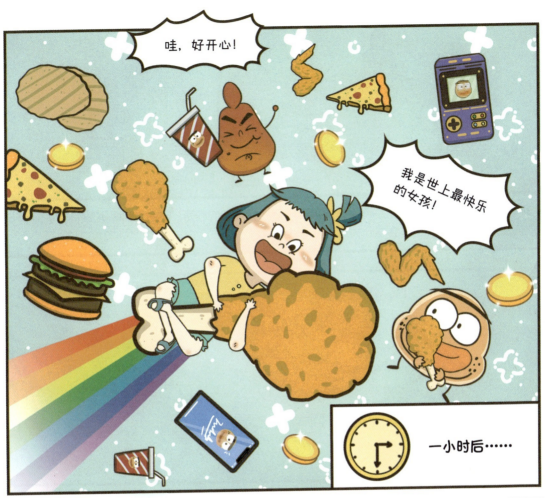

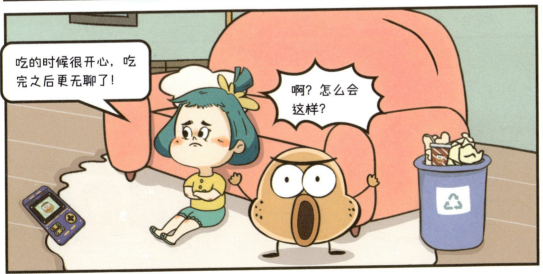

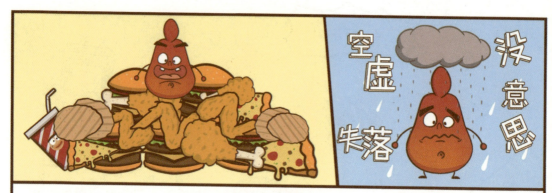

通过吃喝玩乐来刺激多巴胺产生，的确很容易获得快乐的感觉。不过这种快乐来得快去得也快。快乐消失后，还是会感到失落、空虚、没意思。

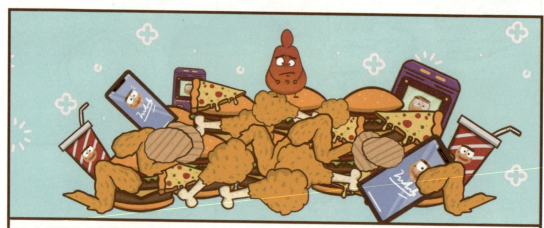

多巴胺就像一个无底洞，当你下一次想召唤它的时候，就需要吃得更多，玩得更久。久而久之，你就会"上瘾"，越来越沉迷其中。

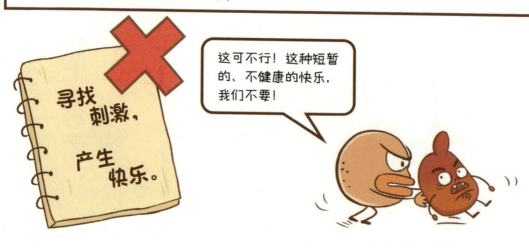

这可不行！这种短暂的、不健康的快乐，我们不要！

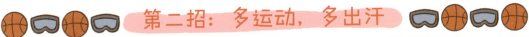

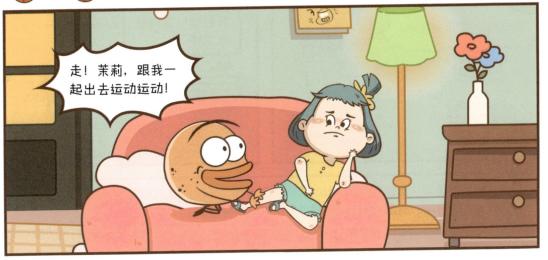

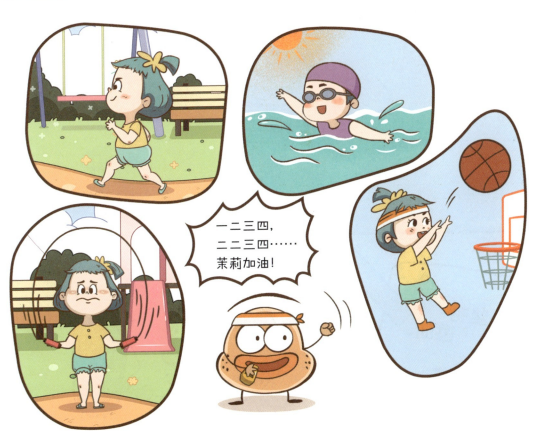

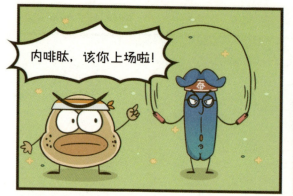

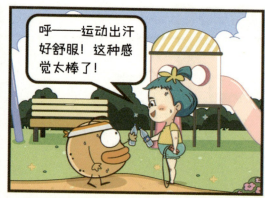

当身体经历疼痛后，就会产生内啡肽。它既生于疼痛，又能止痛。大汗淋漓的运动之后，往往会让人觉得自信、满足，这种由内啡肽带来的快乐更持久。

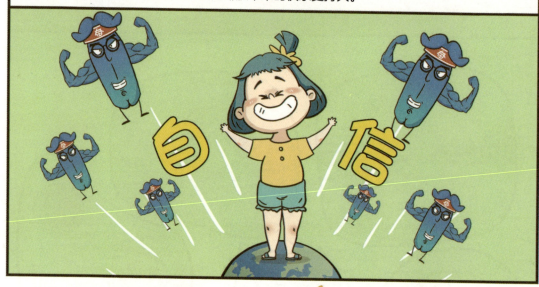

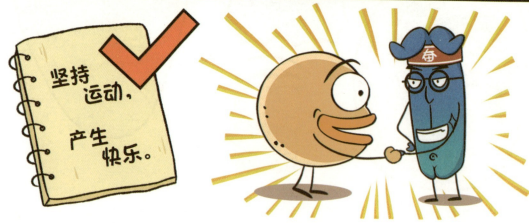

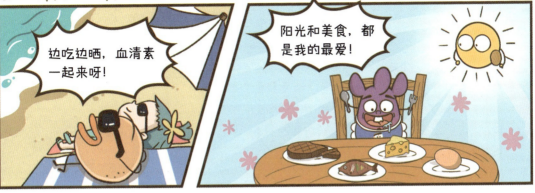

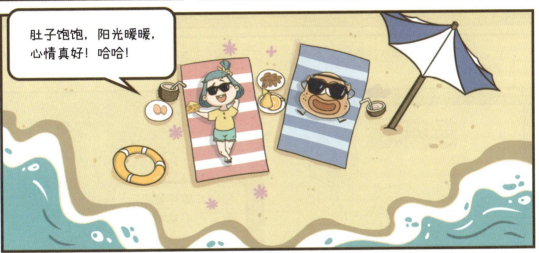

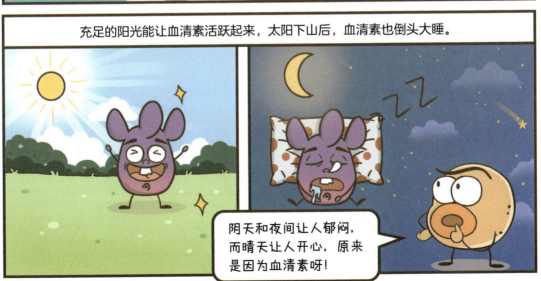

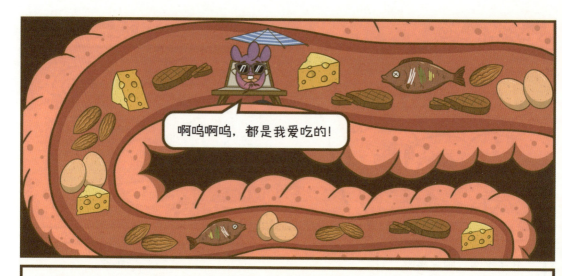

除此之外，血清素还喜欢色氨酸。这是一种存在于鸡蛋、奶酪、肉类、坚果、谷物类等食物里的营养物质。

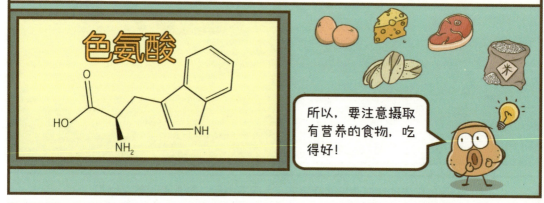

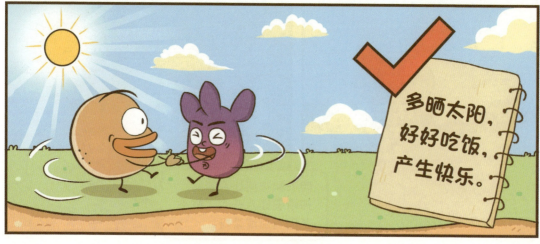

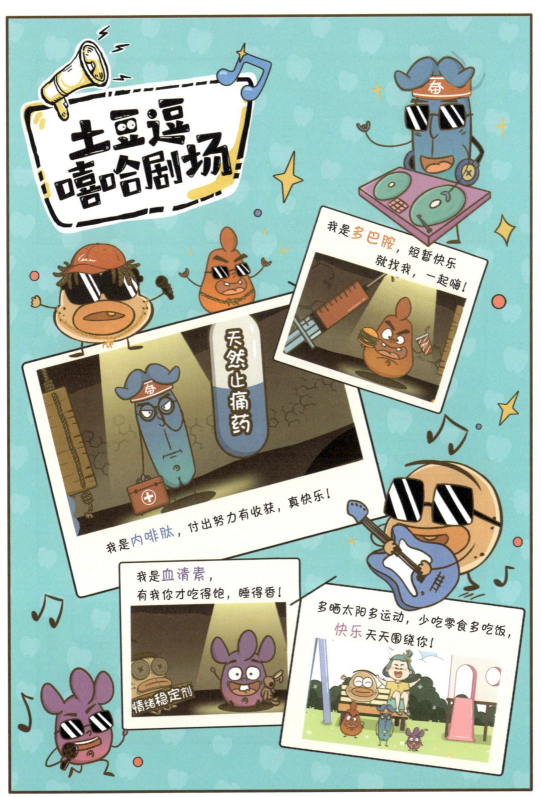

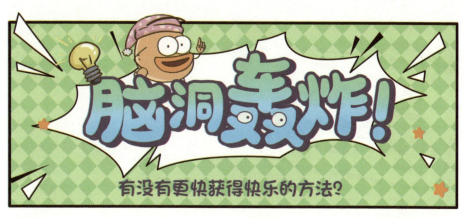

脑洞轰炸！

有没有更快获得快乐的方法？

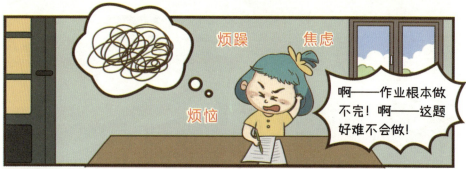

烦躁　焦虑

烦恼

啊——作业根本做不完！啊——这题好难不会做！

茉莉，咬住这支笔。

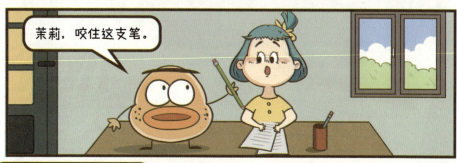

咬住笔的时候，嘴巴看起来就像在笑一样！

哎，心情好像变好了！

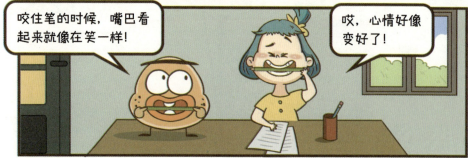

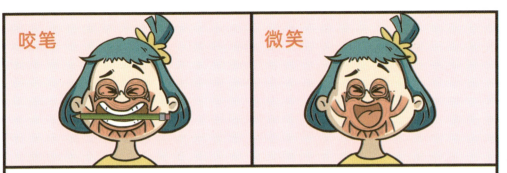

咬笔

微笑

咬住笔时，咧着嘴的动作和微笑差不多，都用到同样的肌肉群。这时候，神经就会告诉大脑，茉莉在笑。

大脑，茉莉在笑！

哦？她一定有什么高兴事儿，我忘了是什么事……管他呢，兄弟们！起来嗨！

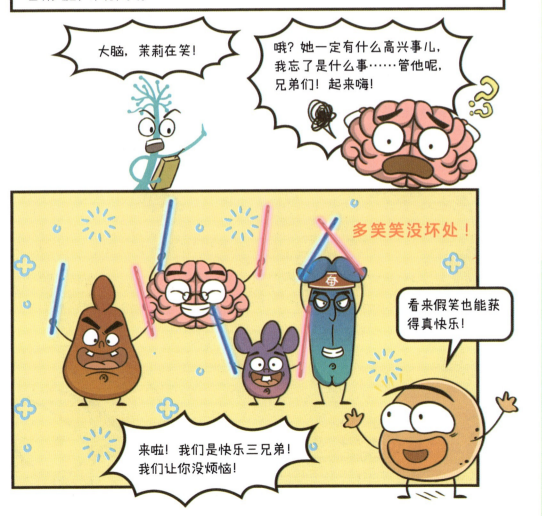

多笑笑没坏处！

看来假笑也能获得真快乐！

来啦！我们是快乐三兄弟！我们让你没烦恼！

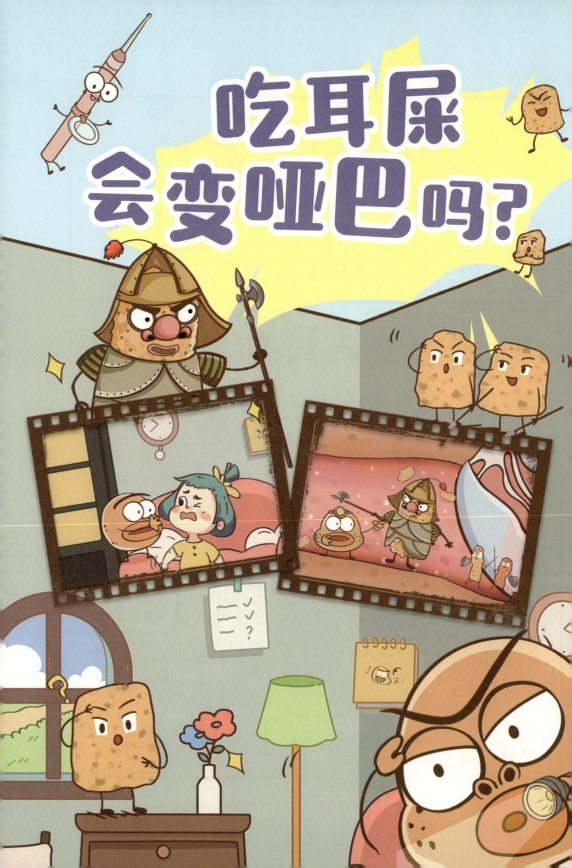

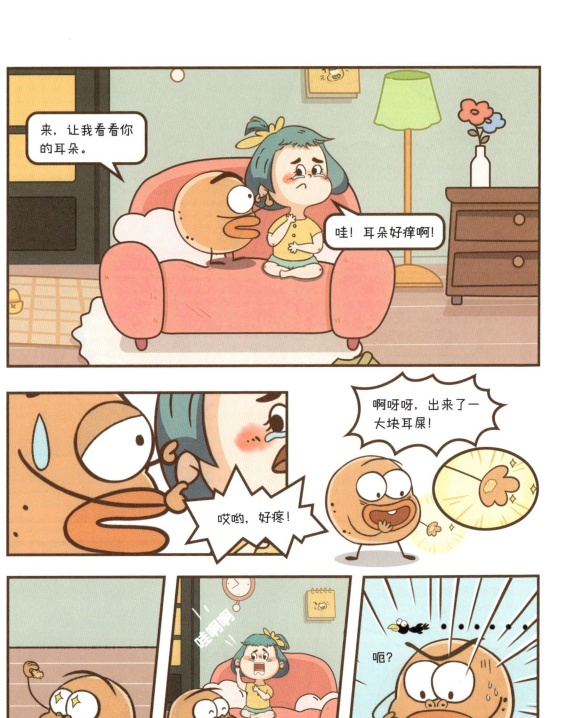

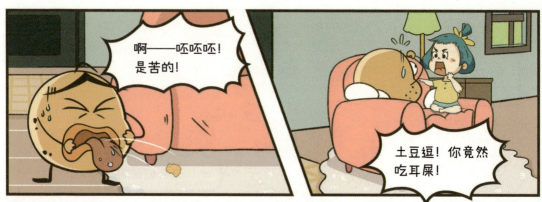

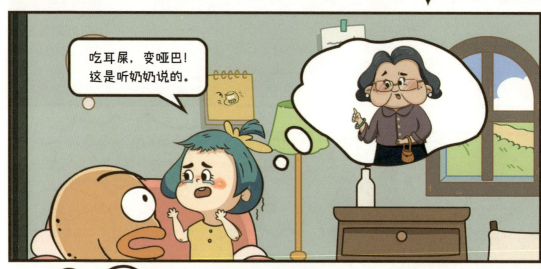

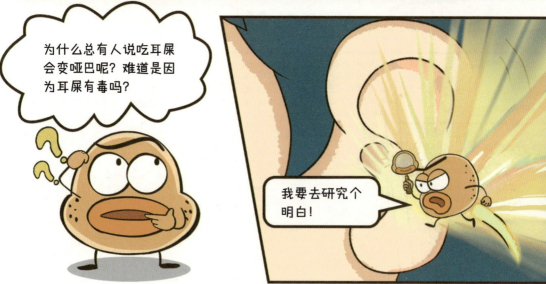

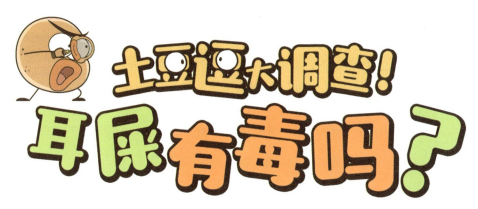

土豆逗大调查！
耳屎有毒吗？

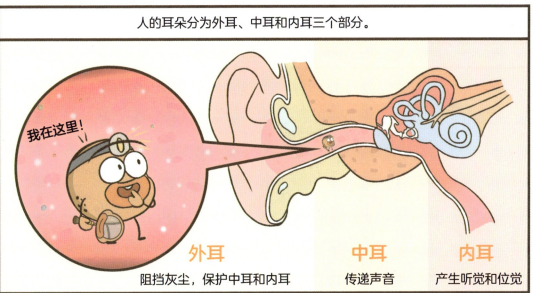

人的耳朵分为外耳、中耳和内耳三个部分。

我在这里！

外耳
阻挡灰尘，保护中耳和内耳

中耳
传递声音

内耳
产生听觉和位觉

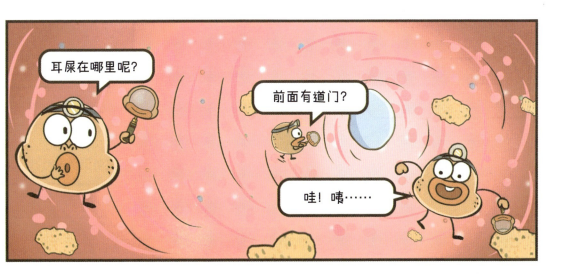

耳屎在哪里呢？

前面有道门？

哇！咦……

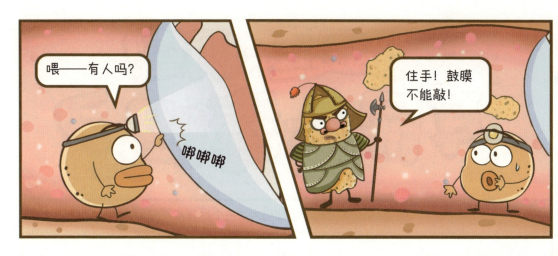

在外耳和中耳的交界处，有一层软软的、半透明的薄膜，这就是**鼓膜**。鼓膜最大的作用是传递声波。

听小骨　耳蜗

前庭

耳廓　外耳道　**鼓膜**　咽鼓管　听觉神经

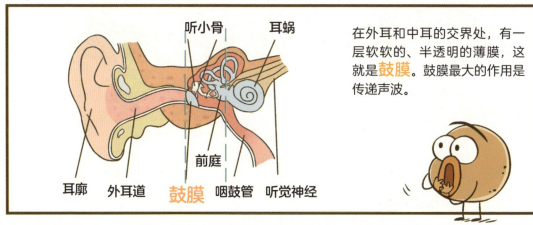

耳朵是如何听见声音的？

①外耳的耳廓像喇叭一样，用来收集声音。

②声音以声波的方式经过外耳道，使中耳前端的鼓膜发生振动。

③当声波使鼓膜振动时，听小骨也振动起来，将声音传进耳蜗。

④耳蜗把声波转换成神经信号，通过听觉神经传送给大脑，人就听见了声音。

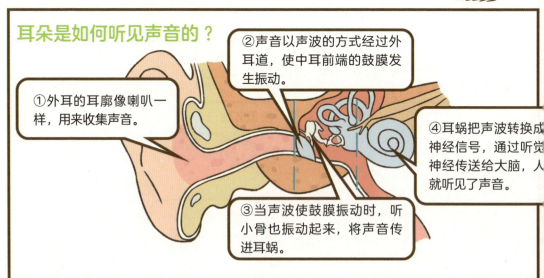

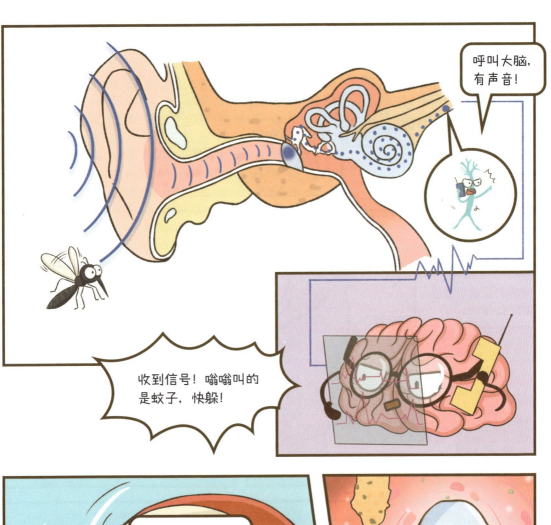

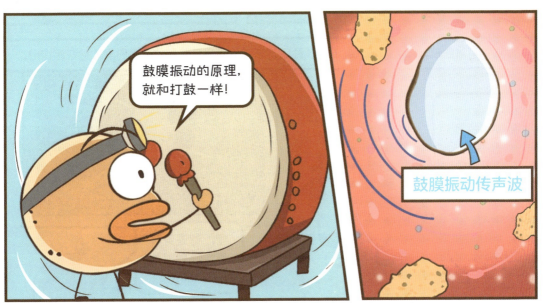

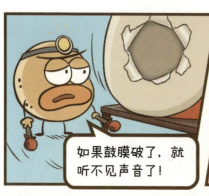

鼓膜太重要了！对不起，刚才我不应该随便敲。

如果鼓膜破了，就听不见声音了！

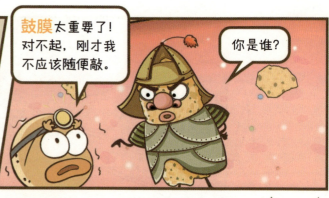

你是谁？

我是土豆逗。我是来找耳屎的。

我就是顶天立地的耳屎大将军！你有什么事？

胡说！我们耳屎家族是驻守在外耳道的最忠诚的卫士，我们无毒无害！

我……我听说，不小心吃了耳屎会变哑巴。你们……你们耳屎家族有毒吗？

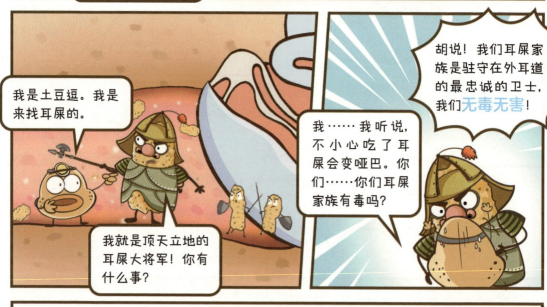

耳屎中有黄色素，所以正常情况下呈淡黄色。味道尝起来又苦又咸，是白垩和钠在起作用。

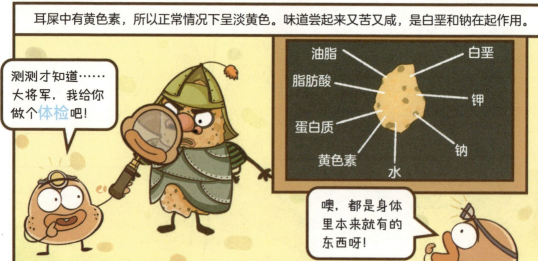

测测才知道……大将军，我给你做个体检吧！

油脂　白垩
脂肪酸　钾
蛋白质　钠
黄色素　水

噢，都是身体里本来就有的东西呀！

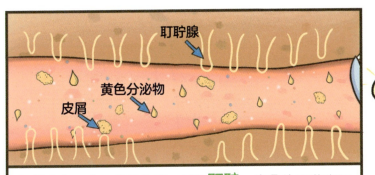

耵聍腺

黄色分泌物

皮屑

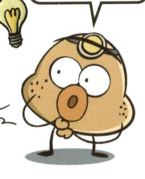

虽然无毒无害，不过看起来好像没什么用。

耳屎还有一个正式的名字，叫作**耵聍**。它是外耳道的耵聍腺黄色分泌物，与外耳道里脱落的皮屑和油脂，混合在一起形成的。

我们二十四小时不休息，忙忙碌碌，保护着**中耳**和**内耳**！

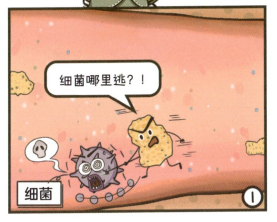

细菌哪里逃？！

细菌

①

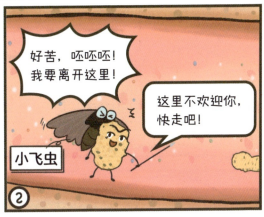

好苦，呸呸呸！我要离开这里！

这里不欢迎你，快走吧！

小飞虫

②

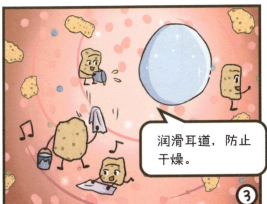

润滑耳道，防止干燥。

③

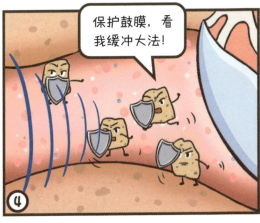

保护鼓膜，看我缓冲大法！

④

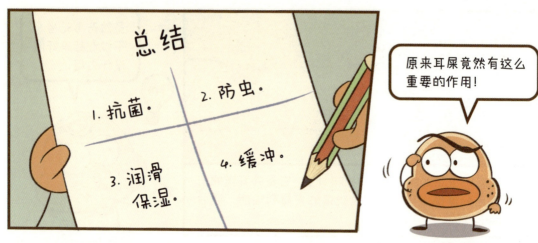

原来耳屎竟然有这么重要的作用！

总结

1. 抗菌。

2. 防虫。

3. 润滑保湿。

4. 缓冲。

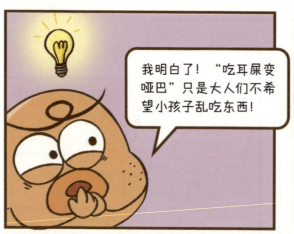

我明白了！"吃耳屎变哑巴"只是大人们不希望小孩子乱吃东西！

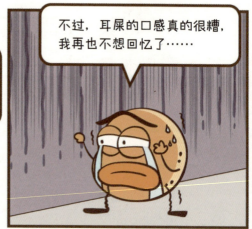

不过，耳屎的口感真的很糟，我再也不想回忆了……

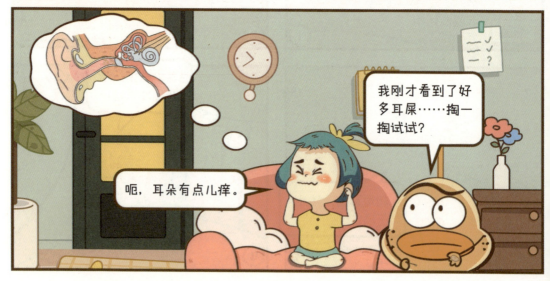

我刚才看到了好多耳屎……掏一掏试试？

呃，耳朵有点儿痒。

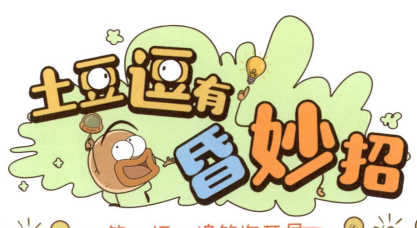

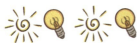

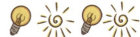

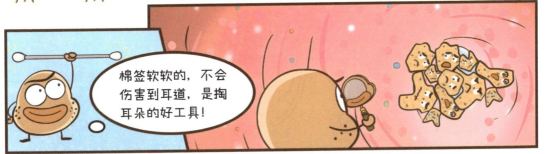

棉签软软的，不会伤害到耳道，是掏耳朵的好工具！

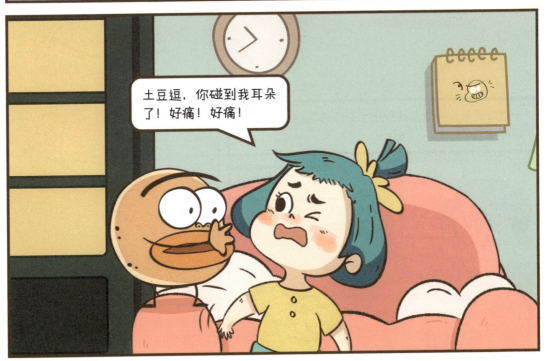

土豆逗，你碰到我耳朵了！好痛！好痛！

65

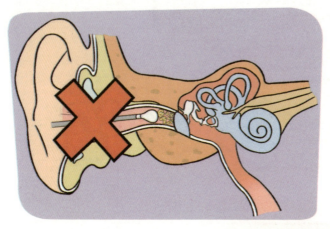

不能用棉签掏耳屎！

棉签头容易脱落，堵塞耳道！耳朵很脆弱，如果里面进入异物，就可能导致发炎、红肿、疼痛、听力下降！而且小朋友掌握不好力度，自己掏耳屎可能损伤外耳道的皮肤，甚至损伤鼓膜。

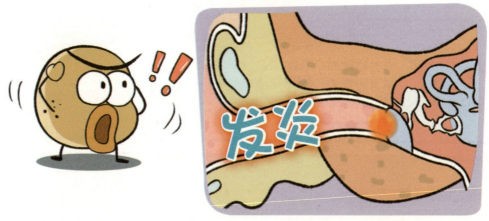

发炎

一旦耳道被异物堵塞或受伤，必须去医院，让医生用专业工具处理。

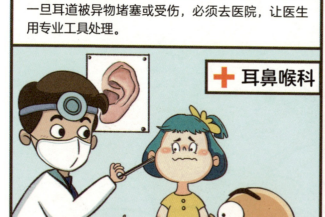

➕ 耳鼻喉科

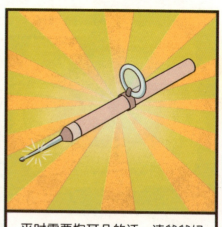

平时需要掏耳朵的话，请爸爸妈妈来帮你。

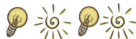

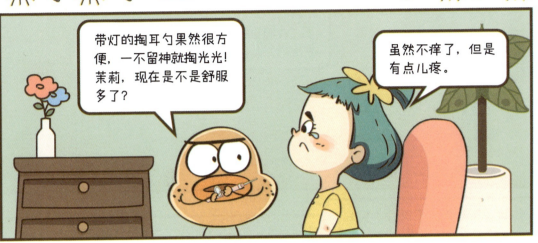

带灯的掏耳勺果然很方便，一不留神就掏光光！茉莉，现在是不是舒服多了？

虽然不痒了，但是有点儿疼。

实际上，人在跑步、侧身睡觉、说话、吃饭的时候，都会引起耳道振动，使部分耳屎掉出耳外。正常情况下，耳道内的耳屎不断生成，又不断掉落，总量保持平衡。

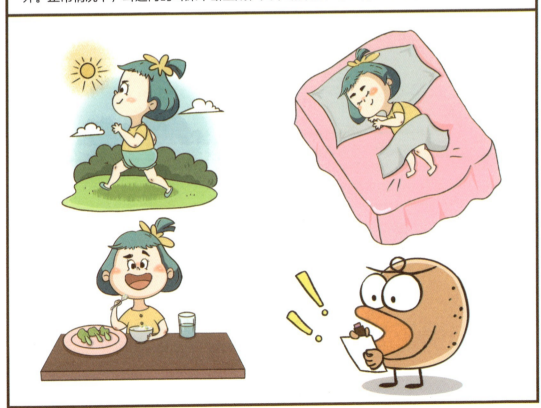

67

如果耳道内的耳屎被掏光，盯聍腺就会分泌出更多耳屎来保护耳朵。

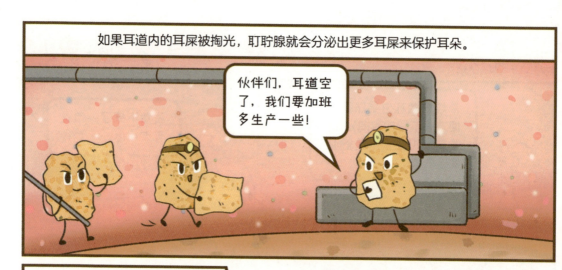

频繁地掏耳屎，不仅会越掏越多，还容易损伤耳道。尤其是还没有发育完全的小孩子，经常掏耳朵容易损伤听力。

如果耳朵总是因为耳屎过多而不舒服，请务必去医院检查，医生会用专业器具帮小朋友把大块耳屎取出来，这样才更安全。

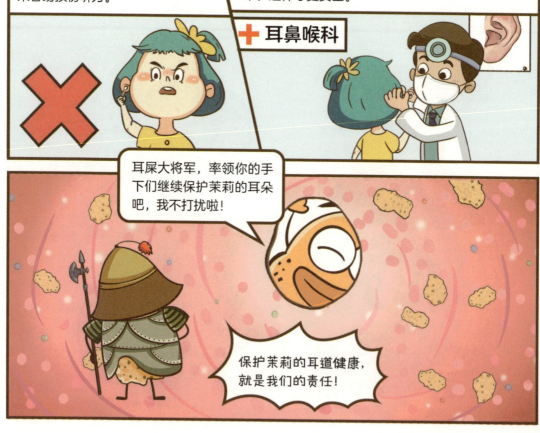

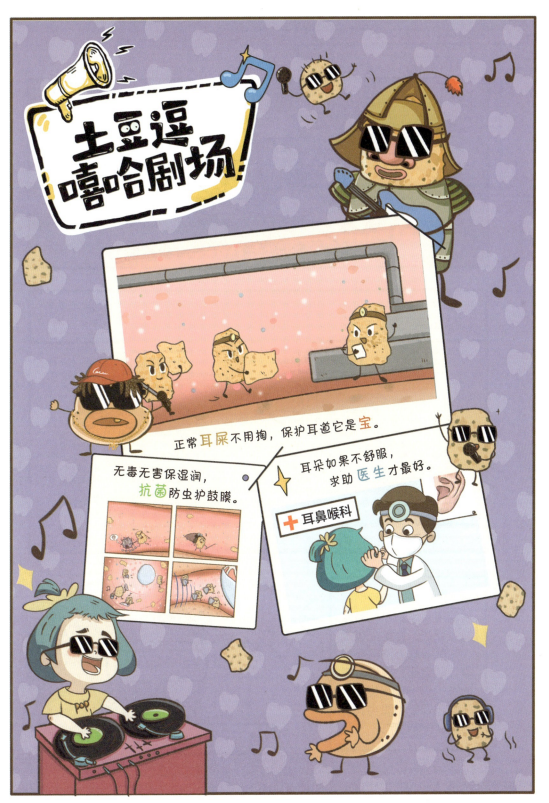

土豆逗嘻哈剧场

正常**耳屎**不用掏，保护耳道它是**宝**。

无毒无害保湿润，
抗菌防虫护鼓膜。

耳朵如果不舒服，
求助**医生**才最好。

耳鼻喉科

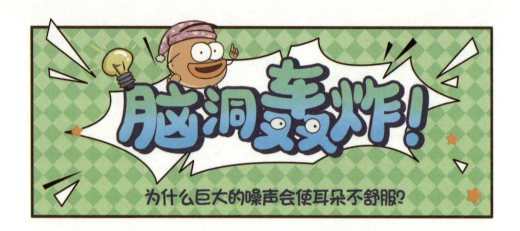

为什么巨大的噪声会使耳朵不舒服?

耳蜗中有一种敏感的细胞，叫作**毛细胞**。当听到不同的声音时，毛细胞会偏移到不同位置，帮助大脑来判定声音的音调。

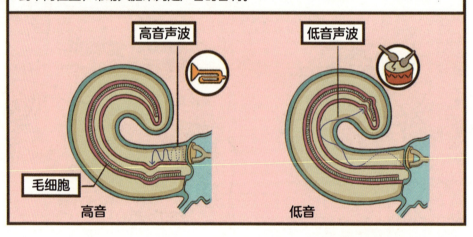

高音声波

低音声波

毛细胞

高音

低音

巨大的噪声会使毛细胞振动得特别厉害，甚至发生断裂。如果损害过大，毛细胞无法自我修复，就会死亡。当毛细胞减少到一定程度，人就会出现听力障碍，听不见某些声音了。

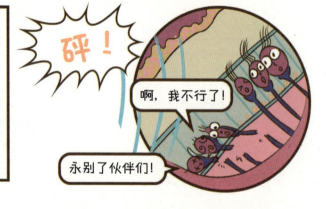

砰！

啊，我不行了!

永别了伙伴们!

人在出生时大约有四万个耳蜗毛细胞，因此小时候的你能听见更多细微的声音。随着年龄增长和环境变化，毛细胞会越来越少，人对声音的敏感度就会越来越小。

出生时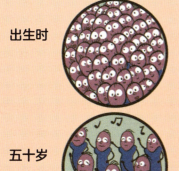

成年后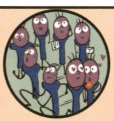

五十岁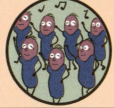

八十岁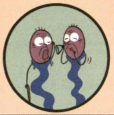

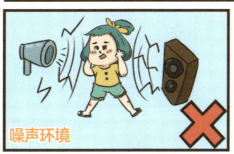

噪声环境 ❌

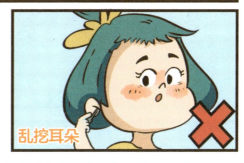

乱挖耳朵 ❌

 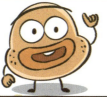

保护听力的最佳办法就是远离噪声，保持耳朵清洁和良好心情！养成良好的用耳习惯。

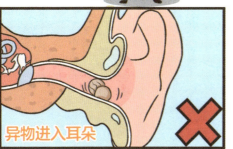

异物进入耳朵 ❌

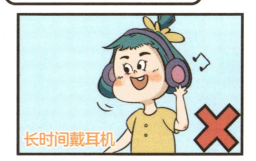

长时间戴耳机 ❌

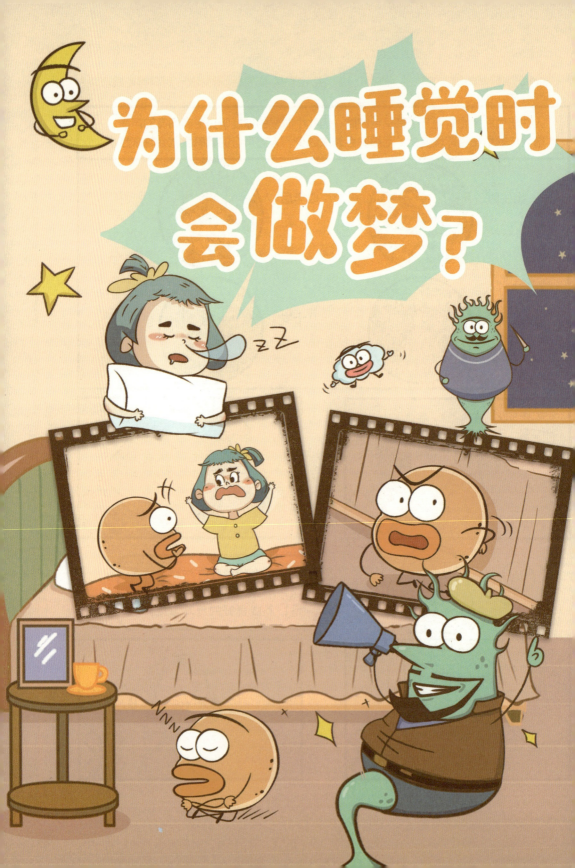

为什么睡觉时会做梦？

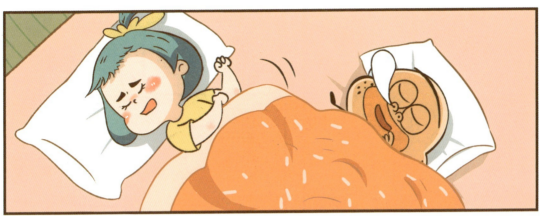

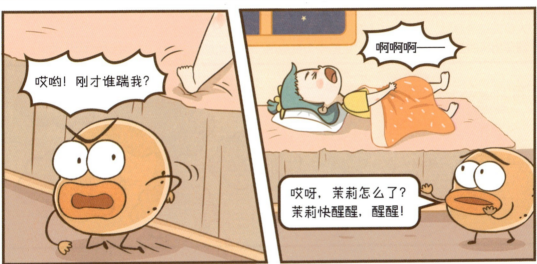

哎哟！刚才谁踹我？

啊啊啊啊——

哎呀，茉莉怎么了？茉莉快醒醒，醒醒！

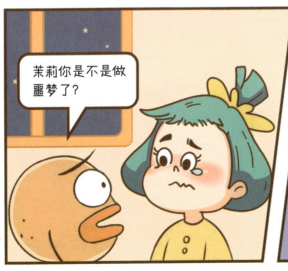

茉莉你是不是做噩梦了？

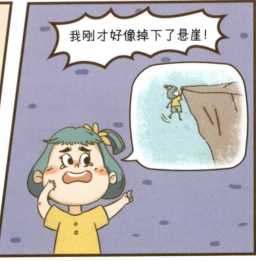

我刚才好像掉下了悬崖！

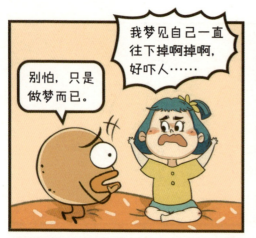

别怕，只是做梦而已。

我梦见自己一直往下掉啊掉啊，好吓人……

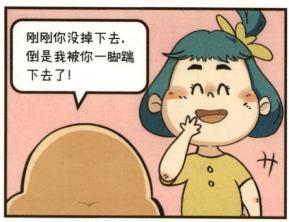

刚刚你没掉下去，倒是我被你一脚踹下去了！

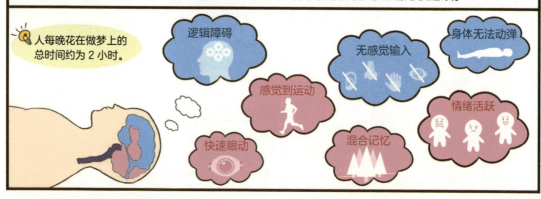

人每天都会睡觉，睡觉能够帮助身体自我修复，巩固记忆。梦则是大脑在收集、整合信息时，创造出来的虚拟现实。做梦时，大脑中负责意识、情绪和感知觉的区域比较活跃。

人每晚花在做梦上的总时间约为 2 小时。

逻辑障碍

无感觉输入

身体无法动弹

感觉到运动

情绪活跃

快速眼动

混合记忆

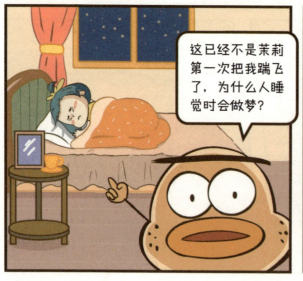

这已经不是茉莉第一次把我踹飞了，为什么人睡觉时会做梦？

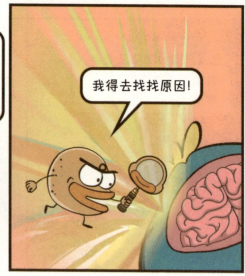

我得去找找原因！

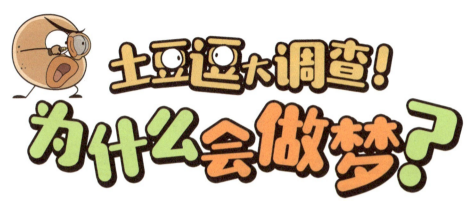

土豆逗大调查！
为什么会做梦？

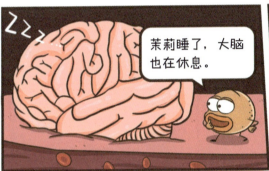

茉莉睡了，大脑也在休息。

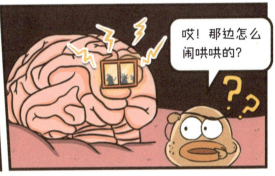

哎！那边怎么闹哄哄的？

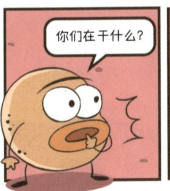

你们在干什么？

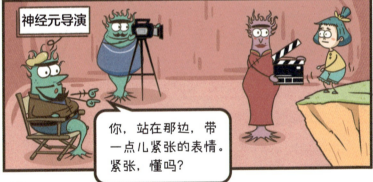

神经元导演

你，站在那边，带一点儿紧张的表情。紧张，懂吗？

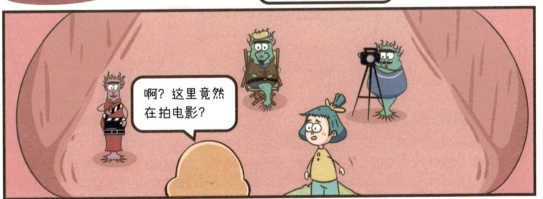

啊？这里竟然在拍电影？

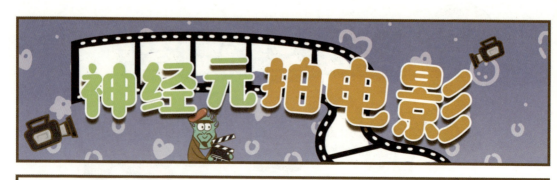

神经元拍电影

人类的大脑里有无数神经元，它们白天思考问题、发出指令、做出判断。

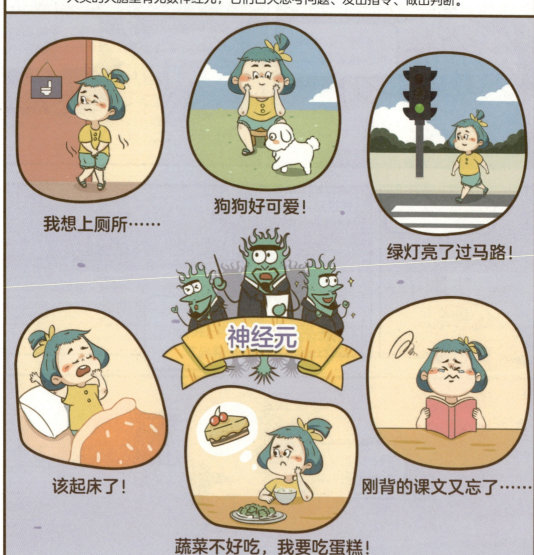

我想上厕所……

狗狗好可爱！

绿灯亮了过马路！

神经元

该起床了！

蔬菜不好吃，我要吃蛋糕！

刚背的课文又忘了……

晚上人们睡着以后，神经元又换了另一种方式继续工作，甚至比白天更兴奋。

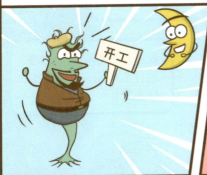

它们在大脑里建剧组，拍电影，剧情有时离奇，有时日常。这些睡觉时大脑里创造出来的影像，就是梦。

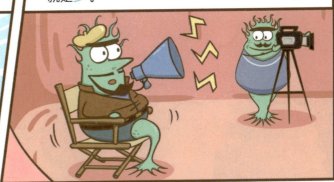

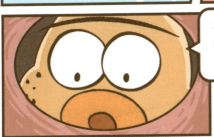

神经元导演……呃，神导，你们都拍过什么电影啊？

《我的裤子不见了》

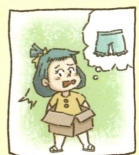

《我的考卷永远答不完》

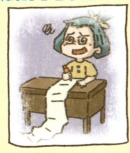

《蹦极总动员》

《厕所到底在哪儿》

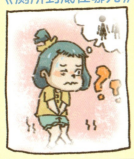

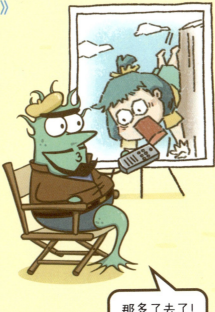

《这是飞翔的感觉》

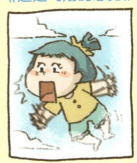

那多了去了！

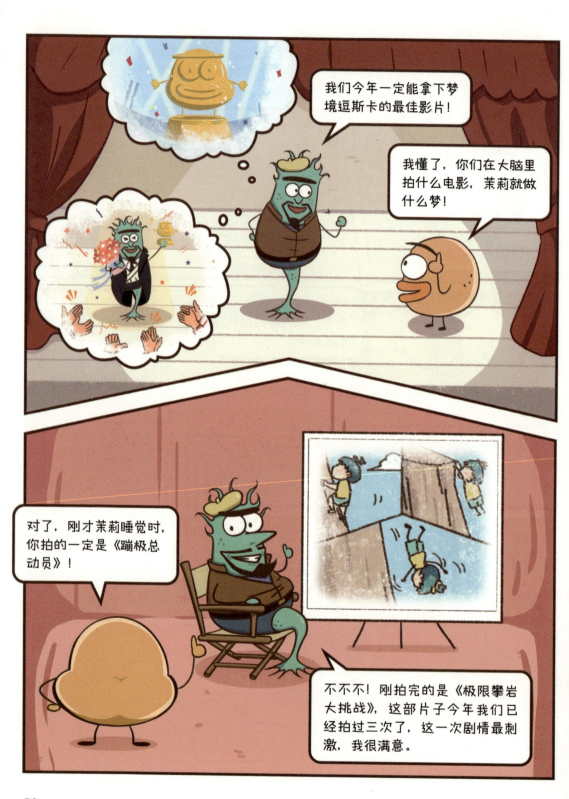

神经元导演选择电影剧本有一个标准，叫作"日有所思，夜有所梦"。人们白天经历过的事情和心情，经常变成晚上做梦的内容。

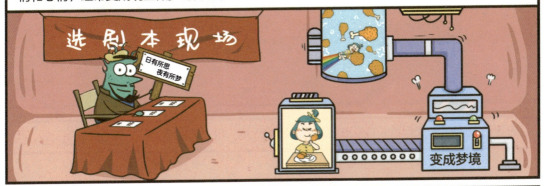

不对，茉莉从来没去过悬崖这样的地方，怎么会做掉下悬崖的梦呢？

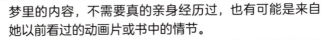
梦里的内容，不需要真的亲身经历过，也有可能是来自她以前看过的动画片或书中的情节。

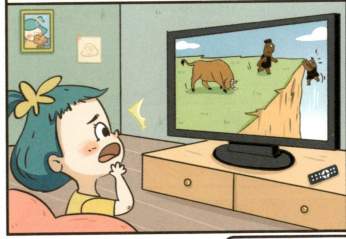

嘶——屁股还是很疼。茉莉为什么睡着了还踢我？

我想起来了，最近茉莉超喜欢看《疯狂原始人》，原来是这个原因。

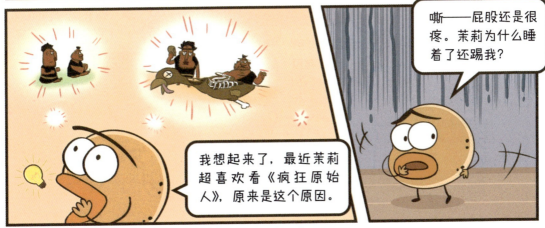

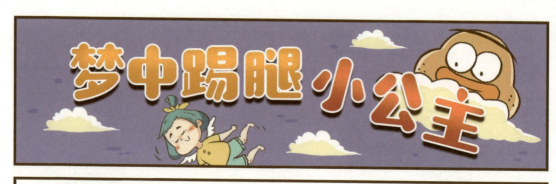

人在睡觉的时候，以 90～120 分钟为一个睡眠周期，每个周期都会经历不同的睡眠阶段。

眼球沿不同方向快速转动，呼吸和心率变快，大脑活动和清醒时差不多。在这一阶段醒来时会记得做过的梦。

肌肉活动减慢，身体放松，呼吸频率和心率轻微下降，容易被叫醒。

阶段五
快速眼动睡眠期

阶段一
入睡期

90～120 分钟

大脑活动变慢，心率和呼吸变得均匀。

阶段二
浅眠期

阶段四
深睡期

阶段三
熟睡期

不易被叫醒，大脑开始休息；身体开始自我修复和组织再生，增强免疫系统。

做梦可以发生在快速眼动睡眠阶段，也可以发生在非快速眼动睡眠阶段！

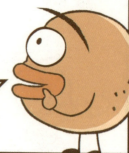

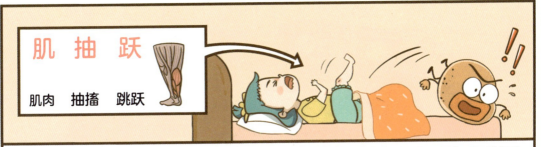

人们在睡梦中突然踢腿，在医学上叫作肌抽跃，意思就是肌肉抽搐、跳跃。肌抽跃通常发生在刚刚进入快速眼动睡眠阶段的时候。

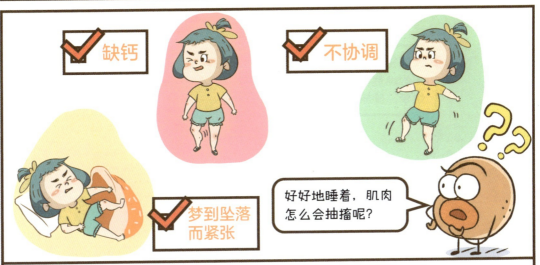

在快速眼动睡眠阶段，大脑处于活跃状态，有时会将错误的指令传达给身体。出现这种情况，有可能是因为缺钙，有可能是正在成长发育中，大脑和肌肉不够协调，也可能是因为梦到坠落而紧张。如果只是偶尔出现，就不必担心。

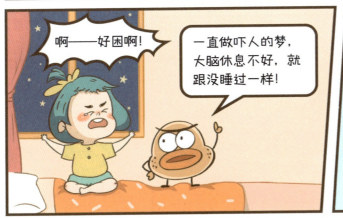

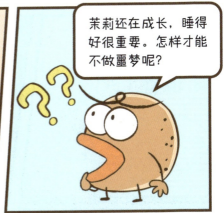

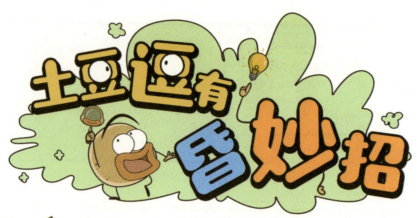

第一招：安静别闹乖乖睡

我的祖先在黑漆漆、静悄悄的地底下睡觉，从来不做梦，睡眠质量顶呱呱！

什么是梦？

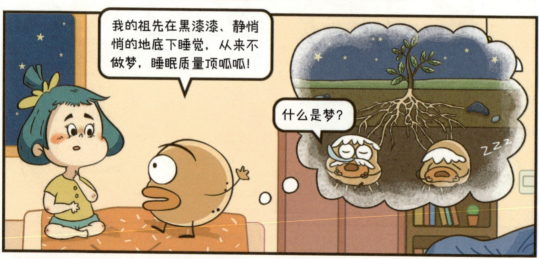

睡前状态和情绪直接影响睡眠质量。大脑越活跃，神经元就兴奋，如果睡前打闹、玩游戏、看手机或情绪激动，就可能会做噩梦。

所以，睡前应该调暗灯光，不吵、不闹、不疯玩，乖乖躺着，就能睡个好觉！

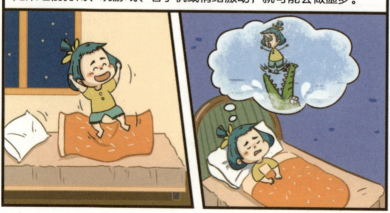

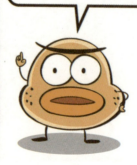

调暗灯光，放松心情，才是安睡妙招。

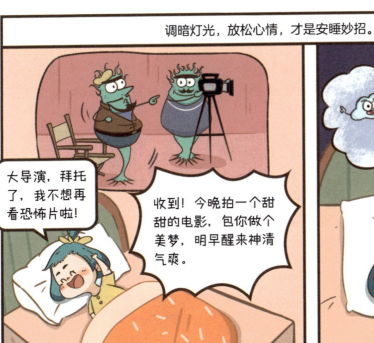

大导演，拜托了，我不想再看恐怖片啦！

收到！今晚拍一个甜甜的电影，包你做个美梦，明早醒来神清气爽。

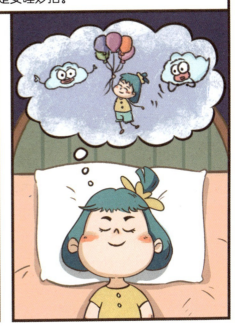

第二招：吃饱喝足好睡觉

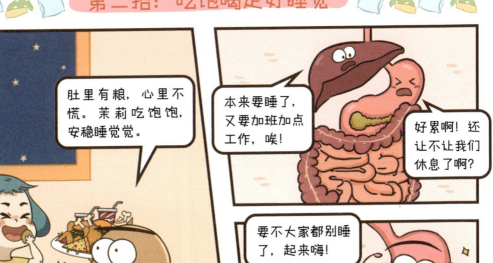

肚里有粮，心里不慌。茉莉吃饱饱，安稳睡觉觉。

本来要睡了，又要加班加点工作，唉！

好累啊！还让不让我们休息了啊？

要不大家都别睡了，起来嗨！

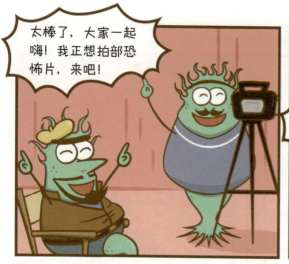

太棒了，大家一起嗨！我正想拍部恐怖片，来吧！

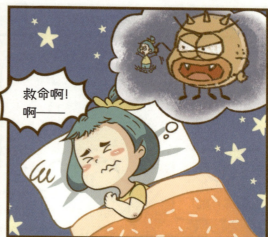

救命啊！啊——

睡前两小时内大吃大喝，胃肠得不到休息，会导致神经紧张，反而睡不好。

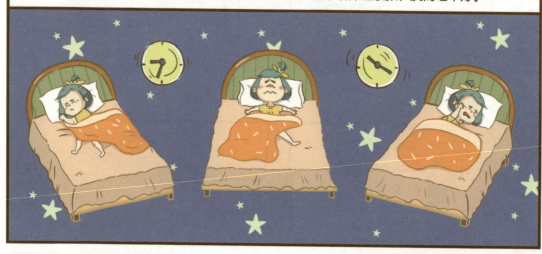

睡前喝一杯热牛奶是个好主意！牛奶中的色氨酸能帮助睡眠。

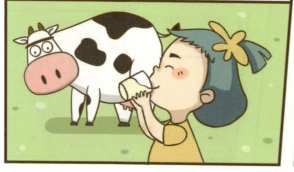

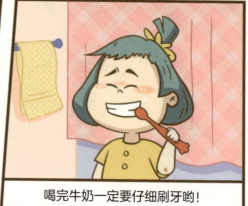

喝完牛奶一定要仔细刷牙哟！

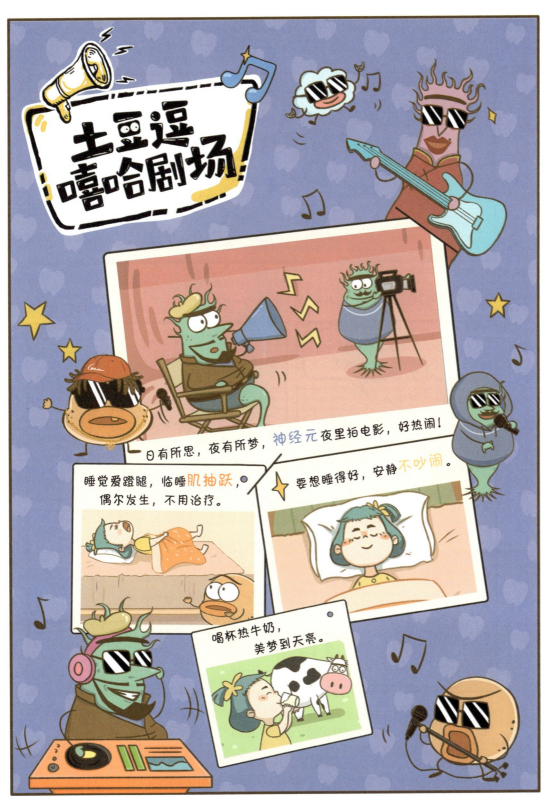

土豆逗嘻哈剧场

日有所思，夜有所梦，神经元夜里拍电影，好热闹！

睡觉爱蹬腿，临睡肌抽跃，偶尔发生，不用治疗。

要想睡得好，安静不吵闹。

喝杯热牛奶，美梦到天亮。

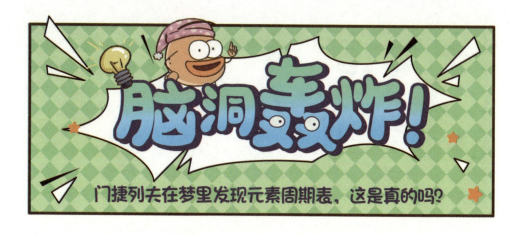

俄国化学家门捷列夫在自己的日记里写过这样一件事:

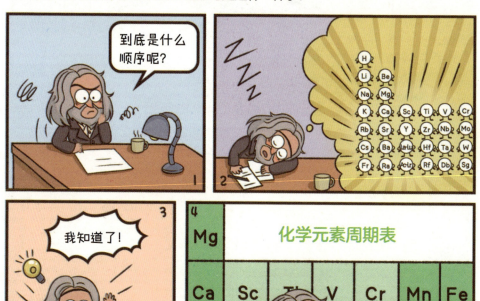

门捷列夫能够发现元素周期表,当然不可能仅仅依靠一个梦,而是他日以继夜努力研究的结果。不过,这个事例也说明了梦的产生与大脑处理记忆有关。

在快速眼动睡眠时期，除了那些忙于"拍电影"的神经元之外，更多的神经元在积极工作，对白天接收的信息进行重新加工处理。

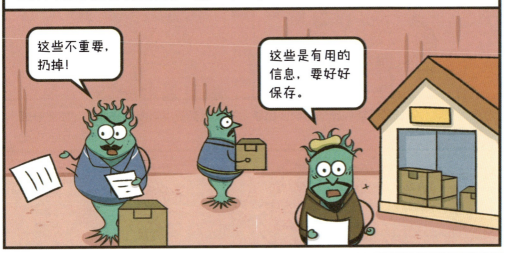

快速眼动睡眠帮助记忆储存，非快速眼动睡眠帮助恢复体力，促进身体成长发育。因此充足的睡眠能让人感到活力满满，心情愉悦。如果总是熬夜，睡眠不足，就会引发各种身体问题。

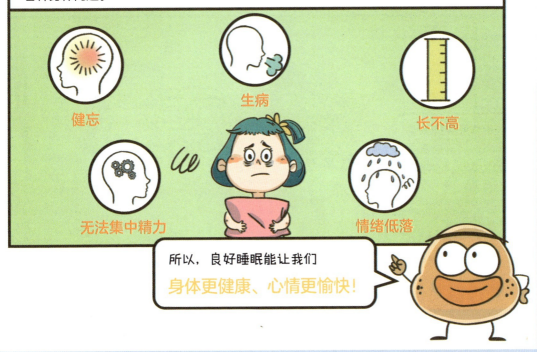

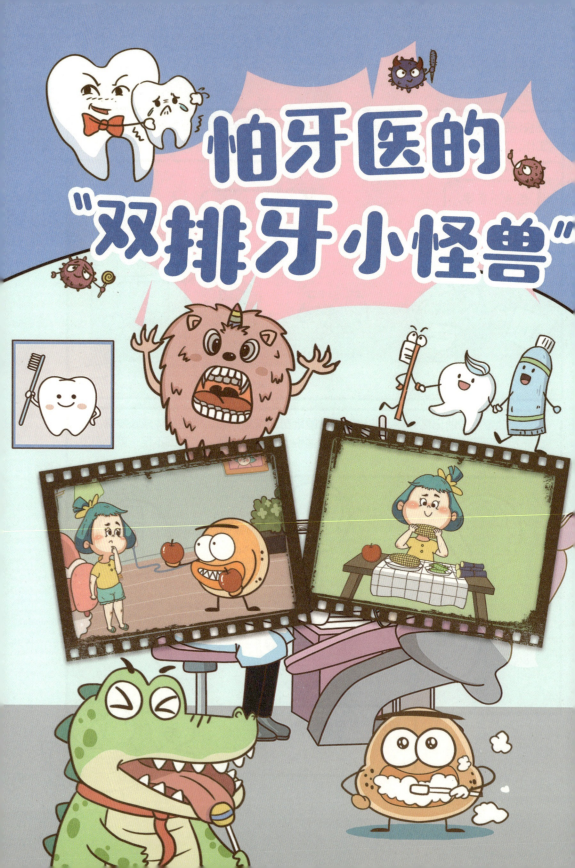

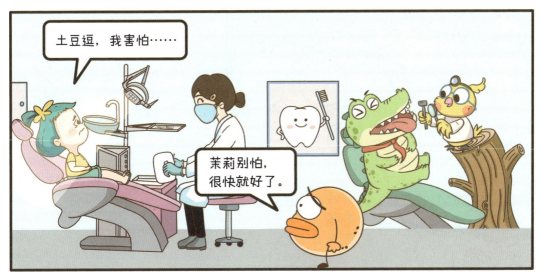

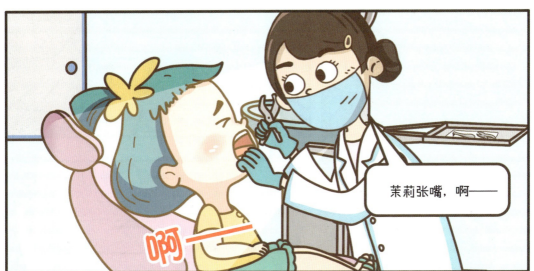

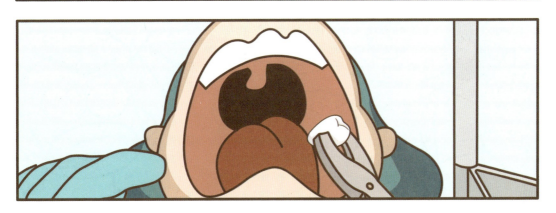

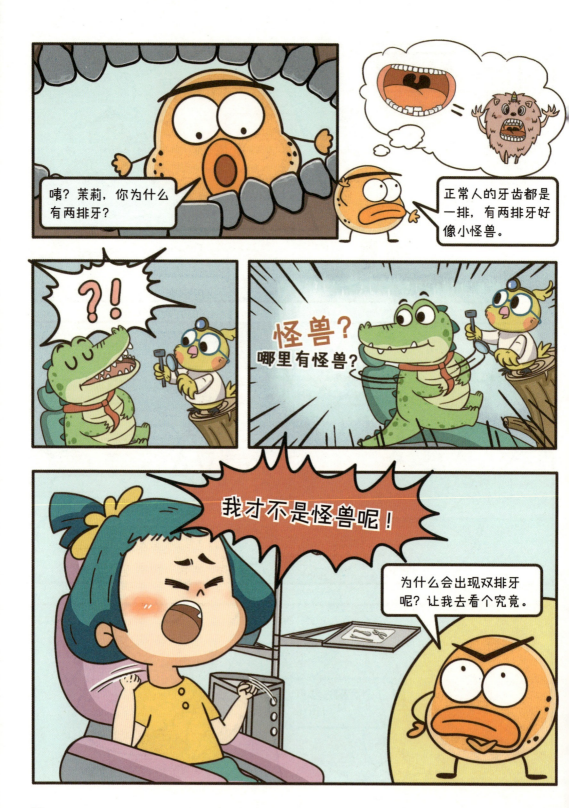

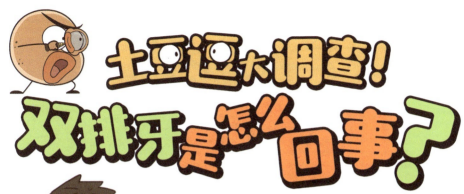

土豆逗大调查！
双排牙是怎么回事？

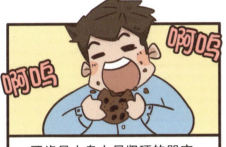

牙齿是人身上最坚硬的器官，用来撕裂和磨碎食物。

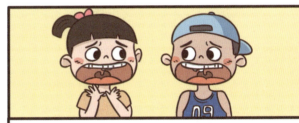

人类吃东西，只需要一排牙就够了。但是，有些小朋友却长着双排牙。

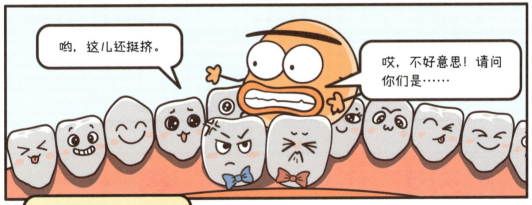

哟，这儿还挺挤。

哎，不好意思！请问你们是……

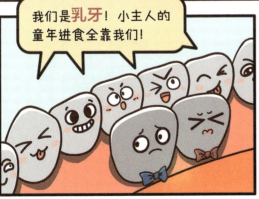

我们是乳牙！小主人的童年进食全靠我们！

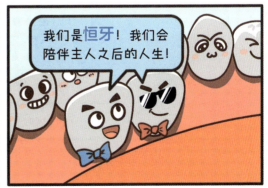

我们是恒牙！我们会陪伴主人之后的人生！

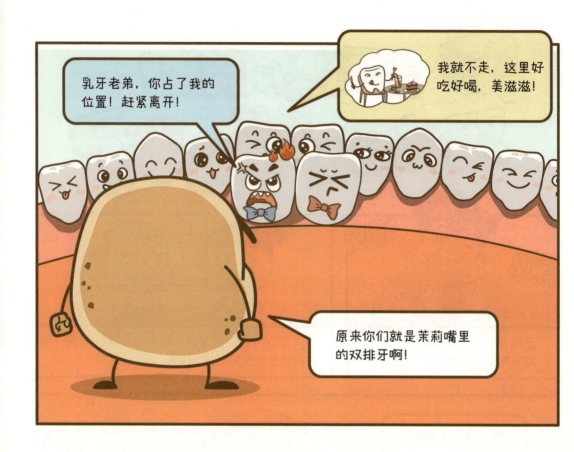

乳牙是人类的第一组牙齿。小宝宝通常会在 6 个月左右长出第一颗乳牙。

乳牙比较小，可以适应小朋友的小嘴。

到 2 岁半左右，20 颗乳牙全部长齐。

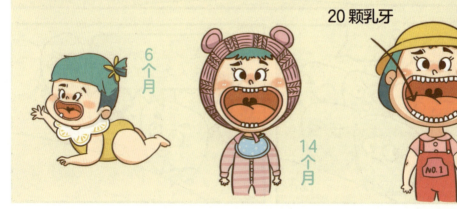

6 岁之前，第二组牙齿——恒牙的牙胚藏在下颌骨里呼呼睡大觉。

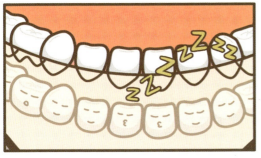

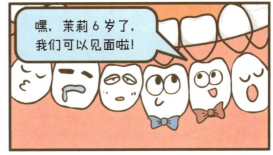

恒牙胚顶住乳牙根钻啊钻，乳牙根慢慢被吸收、消失，没有了牙根的乳牙不再牢固，一颗一颗地脱落，于是恒牙占据了原来乳牙的位置。

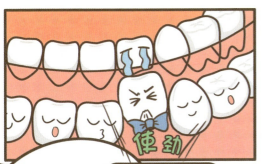

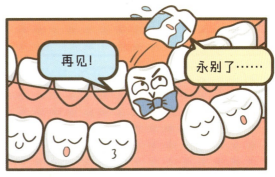

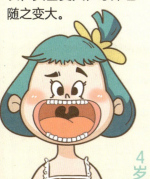

接下来，小朋友不停成长，头围变大，牙床也随之变大。

到了 6 岁左右，小小的乳牙已经不够用了，这时，恒牙胚醒过来，它们不停钻向牙床，就像种子要钻出土壤。

到 14 岁左右，恒牙陆续长齐（有的人不会长出智齿），并陪伴人的一生（即使活到 100 岁！）。

28~32 颗恒牙

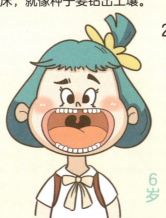

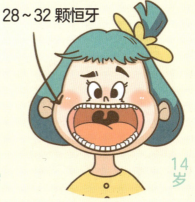

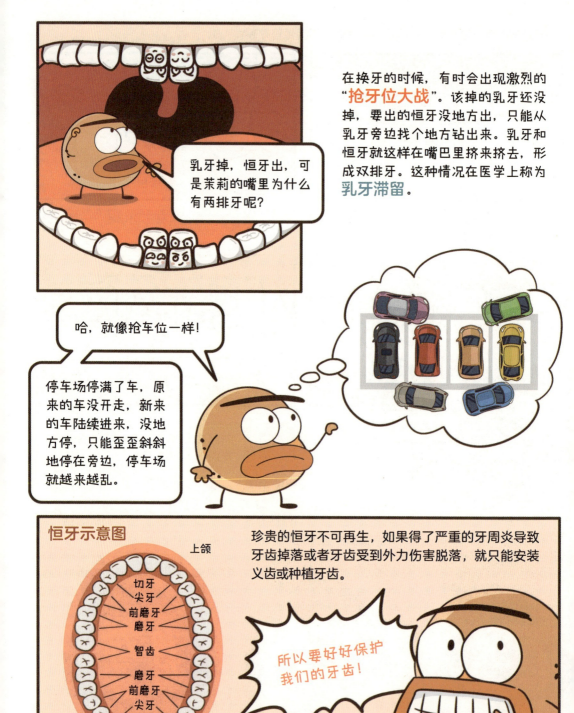

在换牙的时候，有时会出现激烈的"**抢牙位大战**"。该掉的乳牙还没掉，要出的恒牙没地方出，只能从乳牙旁边找个地方钻出来。乳牙和恒牙就这样在嘴巴里挤来挤去，形成双排牙。这种情况在医学上称为**乳牙滞留**。

乳牙掉，恒牙出，可是茉莉的嘴里为什么有两排牙呢？

哈，就像抢车位一样！

停车场停满了车，原来的车没开走，新来的车陆续进来，没地方停，只能歪歪斜斜地停在旁边，停车场就越来越乱。

恒牙示意图

上颌

切牙
尖牙
前磨牙
磨牙
智齿
磨牙
前磨牙
尖牙
切牙

下颌

珍贵的恒牙不可再生，如果得了严重的牙周炎导致牙齿掉落或者牙齿受到外力伤害脱落，就只能安装义齿或种植牙齿。

所以要好好保护我们的牙齿！

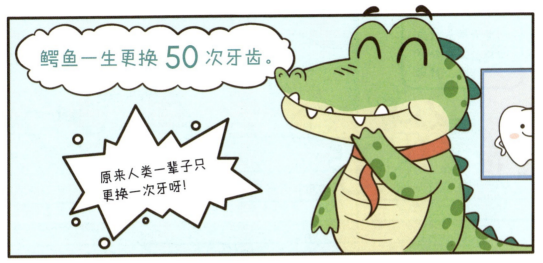

鳄鱼一生更换 **50** 次牙齿。

原来人类一辈子只更换一次牙呀!

咬

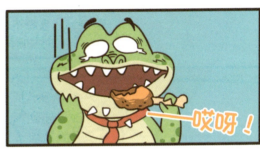

——哎呀!

尽管鳄鱼能不断长出新牙,但是鳄鱼的牙齿没有牙根,并不牢固,因此,鳄鱼在撕咬食物时牙齿很容易脱落。

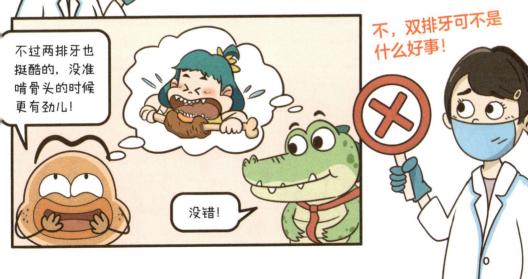

不过两排牙也挺酷的,没准啃骨头的时候更有劲儿!

没错!

不,双排牙可不是什么好事!

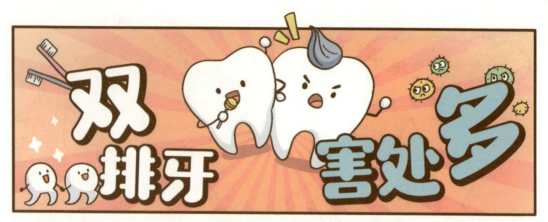

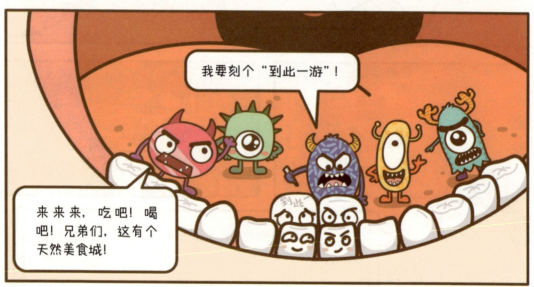

恒牙跟乳牙一样，没有自我修复的能力，一旦出现了蛀牙，只能补牙。如果连牙根都坏了，这颗牙就失去了作用，只能拔掉了。

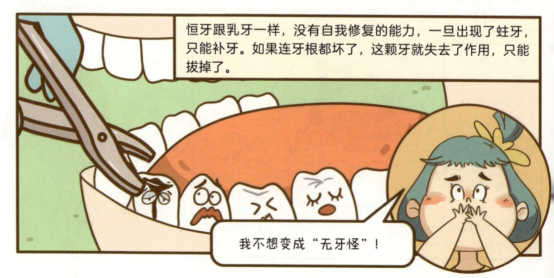

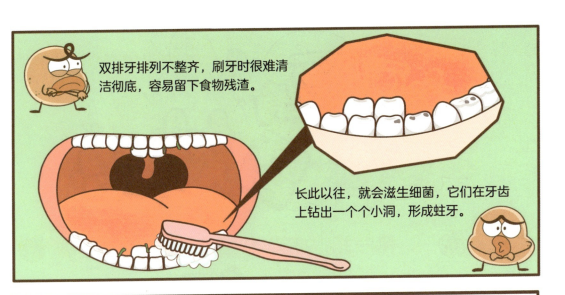

双排牙排列不整齐，刷牙时很难清洁彻底，容易留下食物残渣。

长此以往，就会滋生细菌，它们在牙齿上钻出一个个小洞，形成蛀牙。

双排牙如果处理不当，甚至会影响你的脸形！恒牙从乳牙旁边长出来，歪歪扭扭的，牙齿没办法正常咬合，长此以往，会导致脸部变形！

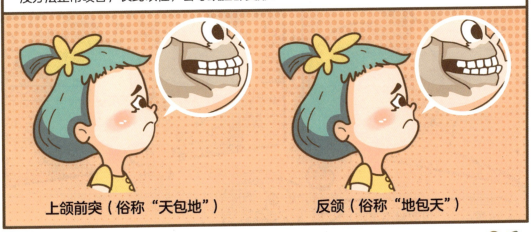

上颌前突（俗称"天包地"）　　　　　反颌（俗称"地包天"）

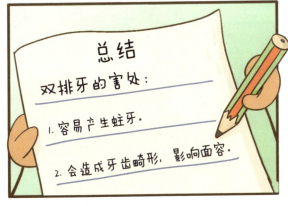

总结

双排牙的害处：

1. 容易产生蛀牙。

2. 会造成牙齿畸形，影响面容。

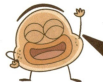

我害怕拔牙，又不想变丑……

没问题，我有办法赶走乳牙！让你的牙齿变得整整齐齐、漂漂亮亮！

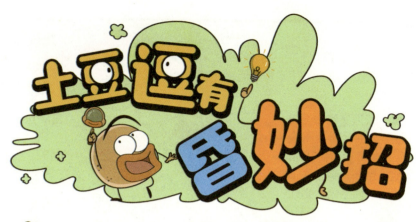

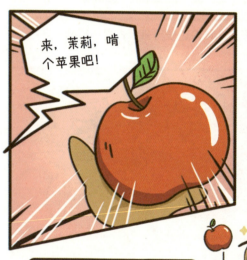

来，茉莉，啃个苹果吧！

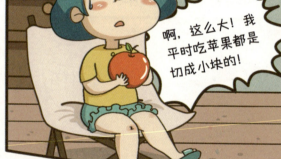

啊，这么大！我平时吃苹果都是切成小块的！

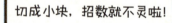

切成小块，招数就不灵啦！

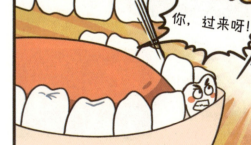

你，过来呀！

谁怕谁，今天就跟你死磕到底！

变成双排牙小怪兽，常常是因为从小吃的食物过于精细、柔软。

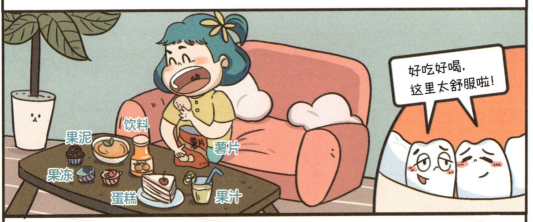

好吃好喝，这里太舒服啦！

果泥 饮料 薯片 薯片 果冻 蛋糕 果汁

比如把苹果切成小块，或者打成苹果泥，甚至榨成苹果汁，不用费力咀嚼就能吃下去。这样的食物吃多了，乳牙没有得到足够的刺激，就喜欢赖着不走。

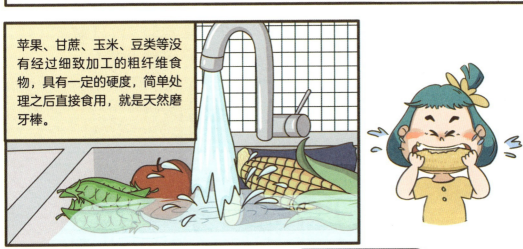

苹果、甘蔗、玉米、豆类等没有经过细致加工的粗纤维食物，具有一定的硬度，简单处理之后直接食用，就是天然磨牙棒。

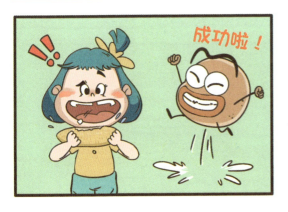

成功啦！

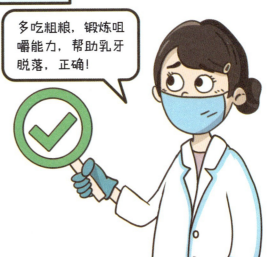

多吃粗粮，锻炼咀嚼能力，帮助乳牙脱落，正确！

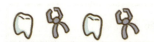

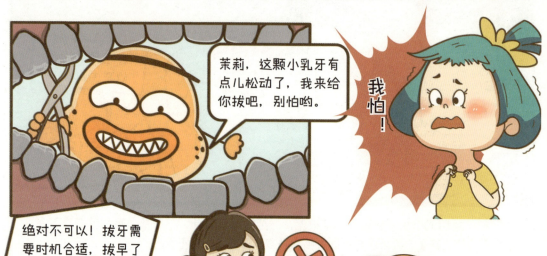

茉莉，这颗小乳牙有点儿松动了，我来给你拔吧，别怕哟。

我怕！

绝对不可以！拔牙需要时机合适，拔早了也会有大问题！

如果恒牙还没准备好接班，乳牙就被拔掉了……

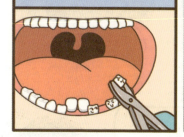

左右两颗相邻的乳牙就会迅速挤过来。

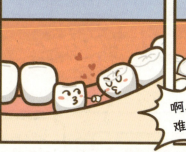

乳牙位置偏移，之后长出来的恒牙也会不整齐。

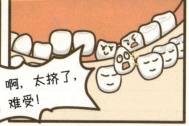

啊，太挤了，难受！

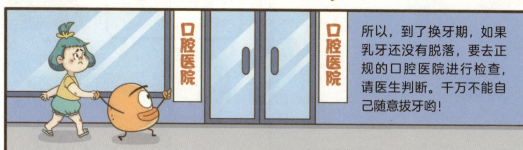

所以，到了换牙期，如果乳牙还没有脱落，要去正规的口腔医院进行检查，请医生判断。千万不能自己随意拔牙哟！

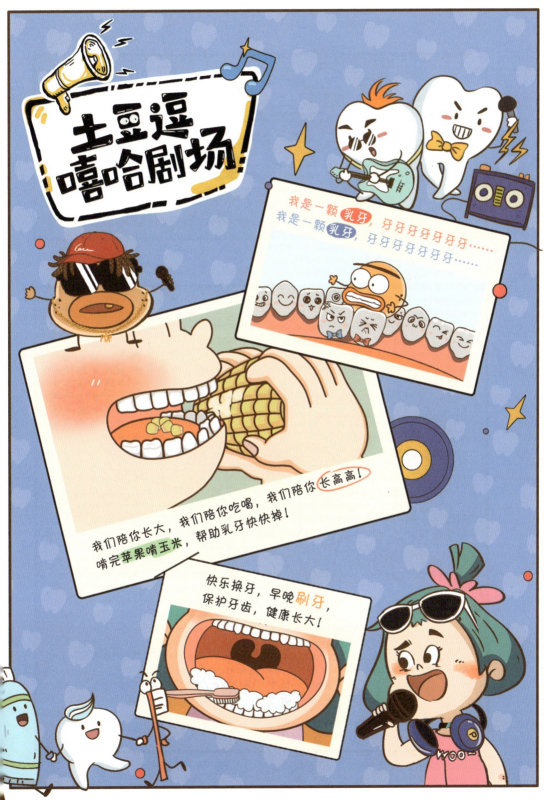

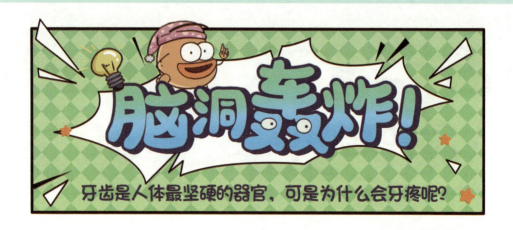

牙齿是人体最坚硬的器官，可是为什么会牙疼呢?

严格地说，牙齿最外面的牙釉质，才是人体最坚硬的物质。

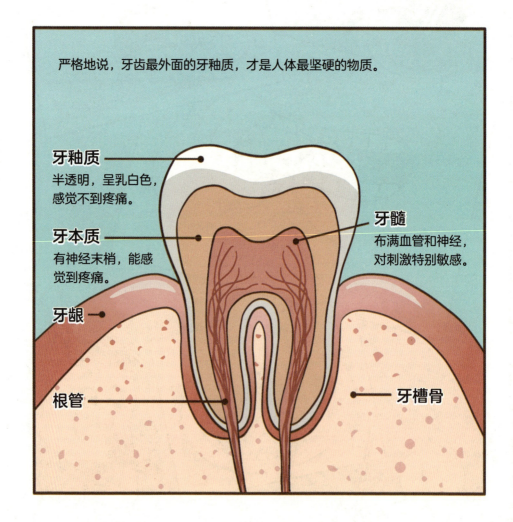

牙釉质
半透明，呈乳白色，感觉不到疼痛。

牙本质
有神经末梢，能感觉到疼痛。

牙龈

根管

牙髓
布满血管和神经，对刺激特别敏感。

牙槽骨

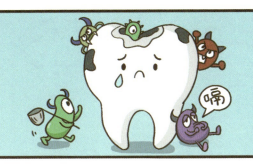

然而酸性物质是牙釉质的天敌。如果牙齿缝隙中有食物残渣，细菌就会分解这些残渣，产生酸性物质，一点儿一点儿侵蚀牙釉质，形成龋洞。

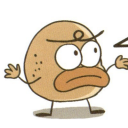

细菌最喜欢甜食，能产生更多酸性物质！

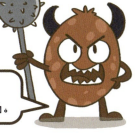

哇哈哈哈，我要大干一场。

如果没有及时填补龋洞，任其深入，就会露出牙本质。这时候，吃冷、热、酸、甜等刺激性的食物，就会感到牙疼。

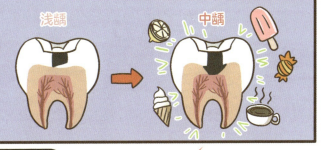

浅龋　中龋

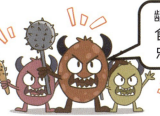

龋洞能留下更多食物，让我们的兄弟越来越多！

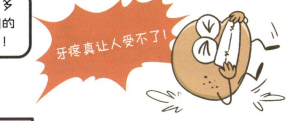

牙疼真让人受不了！

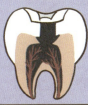

深龋

食物残渣滋生的细菌还会入侵牙龈和牙髓，引发更多的牙齿疾病。所以，牙疼真的是病！

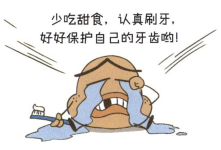

少吃甜食，认真刷牙，好好保护自己的牙齿哟！

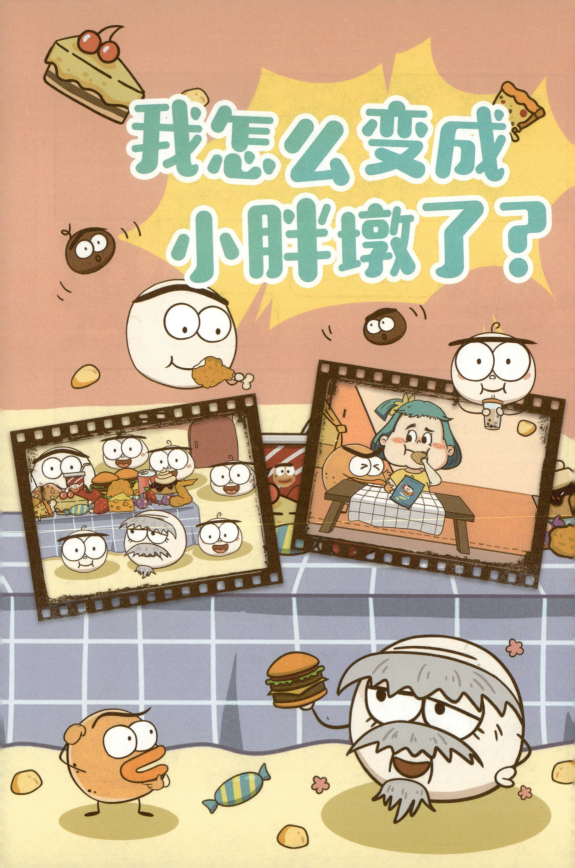

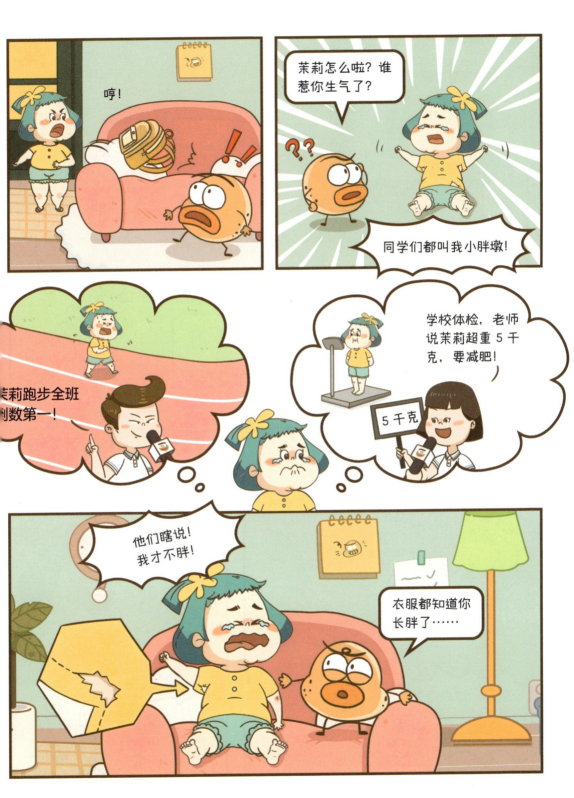

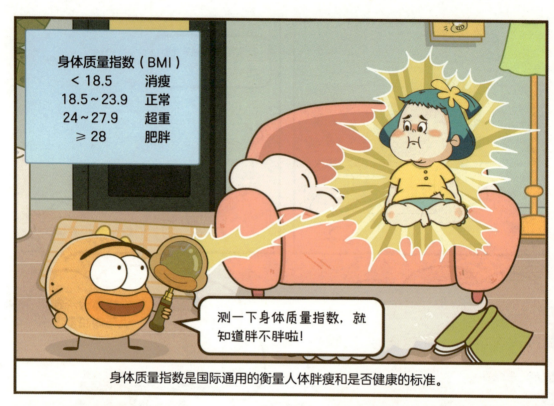

身体质量指数（BMI）
< 18.5　　　消瘦
18.5～23.9　正常
24～27.9　　超重
≧ 28　　　　肥胖

测一下身体质量指数，就知道胖不胖啦！

身体质量指数是国际通用的衡量人体胖瘦和是否健康的标准。

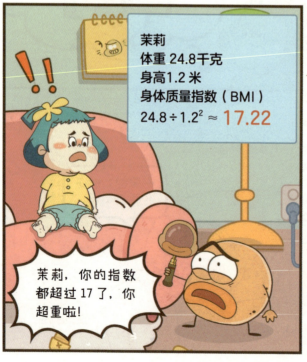

茉莉
体重 24.8 千克
身高1.2 米
身体质量指数（BMI）
$24.8 \div 1.2^2 \approx 17.22$

茉莉，你的指数都超过 17 了，你超重啦！

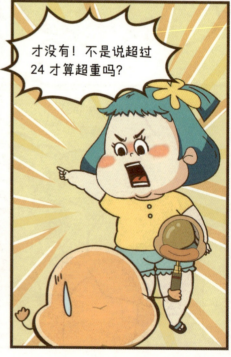

才没有！不是说超过 24 才算超重吗？

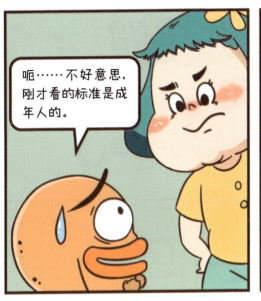

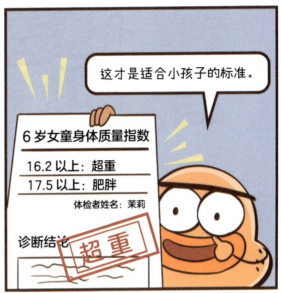

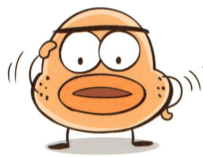

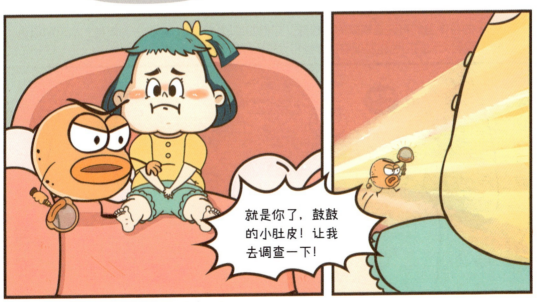

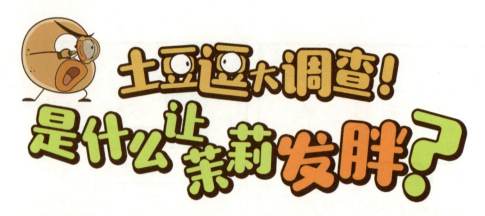

土豆逗大调查！
是什么让茉莉发胖了？

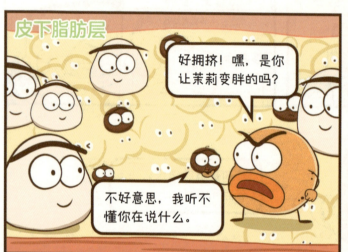

皮下脂肪层

好拥挤！嘿，是你让茉莉变胖的吗？

不好意思，我听不懂你在说什么。

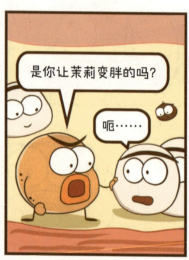

是你让茉莉变胖的吗？

呃……

每个人的身体里都有这些软软的胖球球，它们叫作脂肪细胞。它们分为两种：小小的棕色脂肪细胞和大大的白色脂肪细胞。小棕和大白，作用各不同。

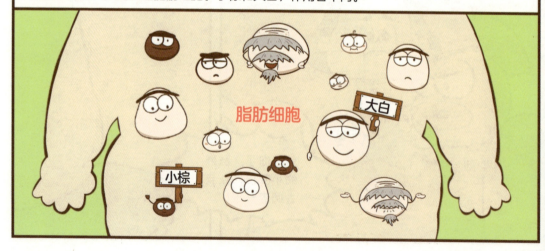

脂肪细胞

大白

小棕

棕色脂肪细胞的数量很少，它们只在人的肩胛骨处、上背部、腋窝里面住着。在人觉得冷时，小棕会像电热毯一样产生热量，让身体感到温暖。

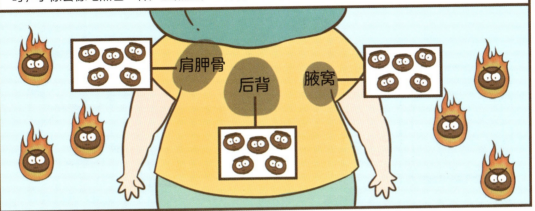

白色脂肪细胞，看起来像一个蛋黄，其中这个大大的黄色的部分就是存储油脂的地方——脂肪球。

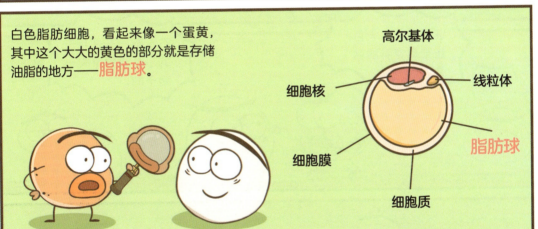

我们吃下去的糖、肉、蛋、奶，以及油炸食品，所吸收的营养一部分转化成能量维持身体活动，多余的部分转化成油脂，储存在每个脂肪细胞的脂肪球里。

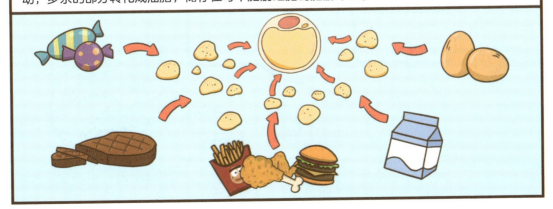

吃得越多，油脂就越多。为了装下更多的油脂，脂肪细胞们会不断变大，变多。这时候，人就像气球一样，被它们给"吹"胖。

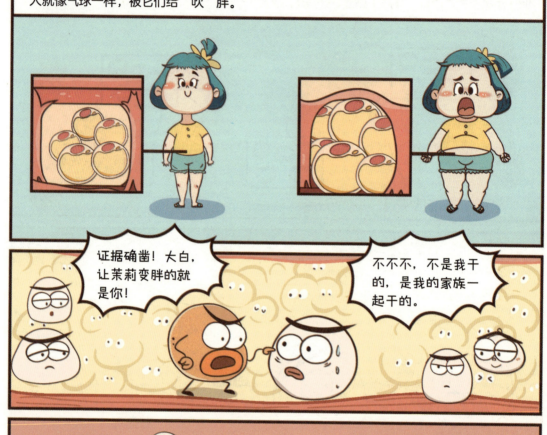

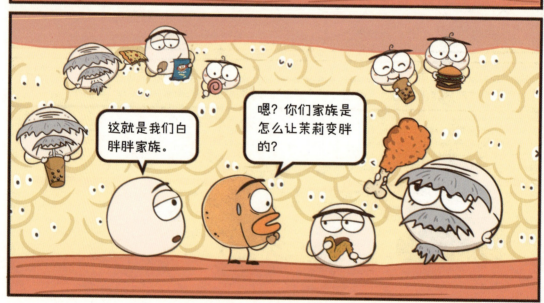

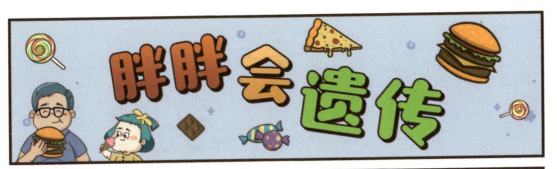

胖胖会遗传

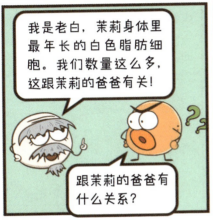

我是老白，茉莉身体里最年长的白色脂肪细胞。我们数量这么多，这跟茉莉的爸爸有关！

跟茉莉的爸爸有什么关系？

如果爸爸或妈妈身体里的脂肪细胞很多，身材胖胖的，那么他们生出的宝宝也容易发胖。因为胖胖的特点会通过基因遗传到宝宝身上。

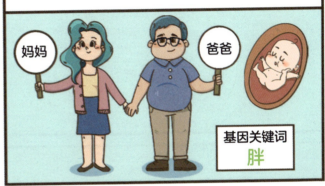

妈妈

爸爸

基因关键词
胖

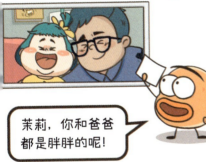

茉莉，你和爸爸都是胖胖的呢！

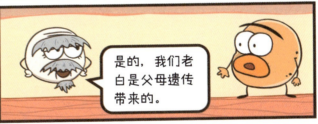

是的，我们老白是父母遗传带来的。

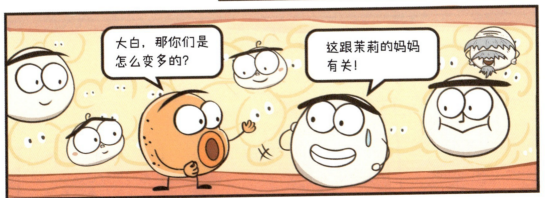

大白，那你们是怎么变多的？

这跟茉莉的妈妈有关！

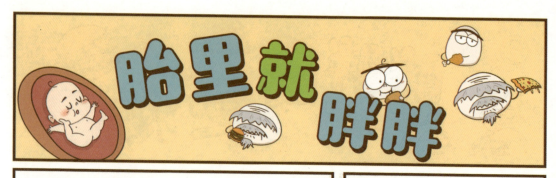

胎里就胖胖

胎儿在妈妈肚子里的最后一个月长得非常快，那是因为胎儿要储存足够的脂肪细胞，准备好离开妈妈温暖的体内，适应外面的温度。

妈妈从食物中获取营养，再传递给胎儿。妈妈吃得多，胎儿吸收的营养就多。

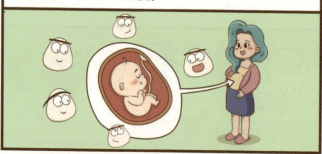

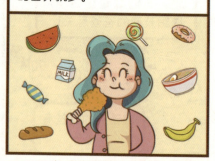

这时，如果妈妈吃得太多，宝宝吸收过多的热量，就会长成巨大儿。巨大儿长大之后更容易肥胖。

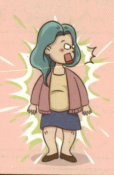

💡 出生一小时内体重超过 4 千克的婴儿被称为巨大儿。

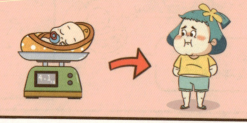

没错，我们大白是从茉莉妈妈肚子里带来的。

小白，轮到你了。你是不是也想说这事儿和你无关？

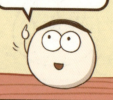

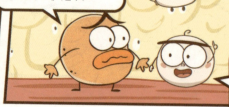

对，茉莉胖了不能怪我们小白。这事儿确实跟茉莉自己有关！

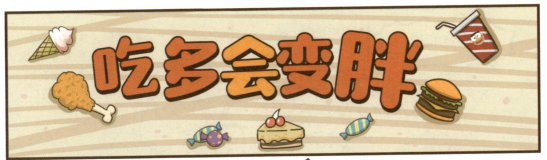

吃多会变胖

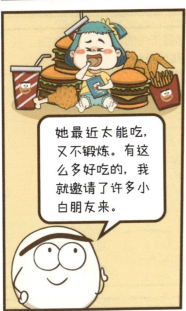

她最近太能吃，又不锻炼。有这么多好吃的，我就邀请了许多小白朋友来。

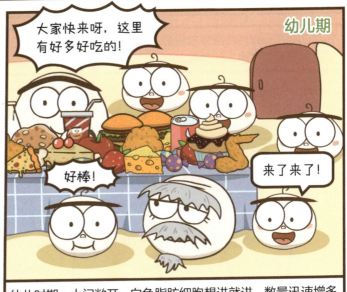

大家快来呀，这里有好多好吃的！

幼儿期

好棒！

来了来了！

幼儿时期，大门敞开，白色脂肪细胞想进就进，数量迅速增多。

这时候如果吃得多，运动少，就很容易迅速发胖。

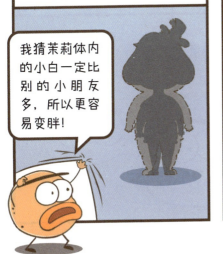

我猜茉莉体内的小白一定比别的小朋友多，所以更容易变胖！

而到了青春期，白色脂肪细胞的数量将到达巅峰，一般情况下不再增加。

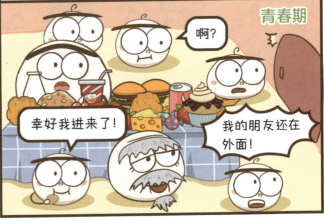

青春期

啊？

幸好我进来了！

我的朋友还在外面！

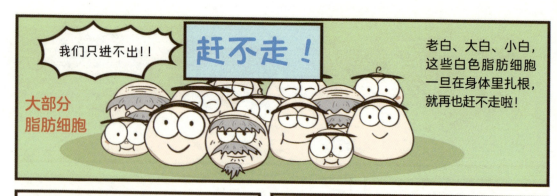

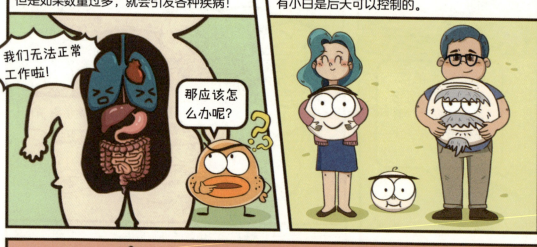

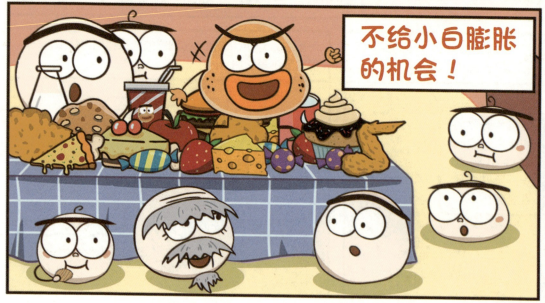

114

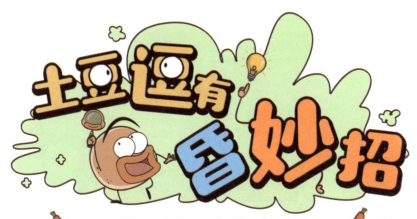

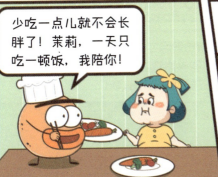

少吃一点儿就不会长胖了！茉莉，一天只吃一顿饭，我陪你！

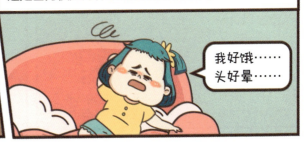

突然减少食量，会出现饥饿、头晕、恶心等症状。这是因为供应身体活动的能量不足了。

我好饿……头好晕……

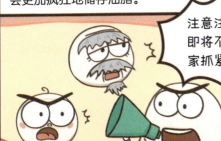

与此同时，白色脂肪细胞却拉响了警报，就会更加疯狂地储存油脂。

注意注意，油脂即将不足！请大家抓紧囤货！

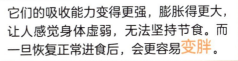

它们的吸收能力变得更强，膨胀得更大，让人感觉身体虚弱，无法坚持节食。而一旦恢复正常进食后，会更容易变胖。

儿童成长需要很多营养，节食减肥，不仅没有效果，还会损害身体健康，是错误的做法！

节食减肥

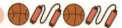

第二招：少吃零食多运动

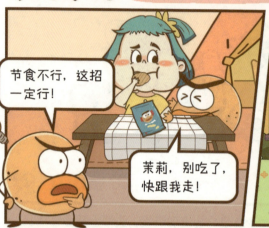

节食不行，这招一定行！

茉莉，别吃了，快跟我走！

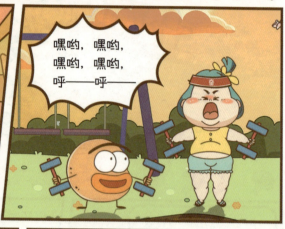

嘿哟，嘿哟，
嘿哟，嘿哟，
呼——呼——

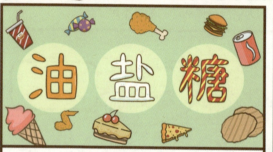

油　盐　糖

含油脂、盐分、糖类较多的食物是白色脂肪细胞最喜欢的。少吃这些，就减少了让白色脂肪细胞数量增多的机会！

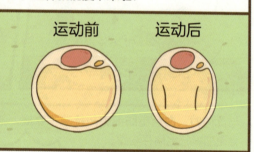

白色脂肪细胞不会减少，但是可以变小。运动能够燃烧脂肪球，让白色脂肪细胞变小，这样就能瘦下来啦！

运动前　　　运动后

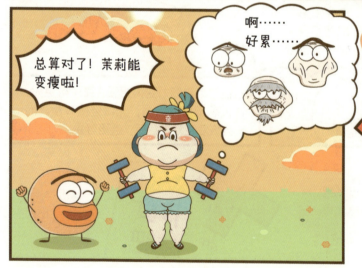

总算对了！茉莉能变瘦啦！

啊……好累……

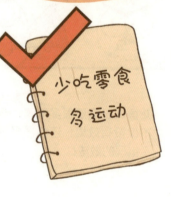

管住嘴，迈开腿，这才是正确减肥的好方法！

少吃零食
多运动

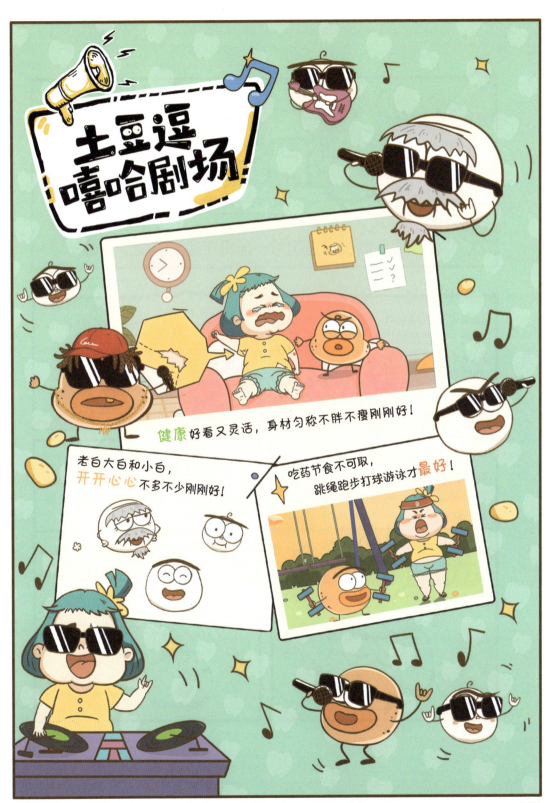

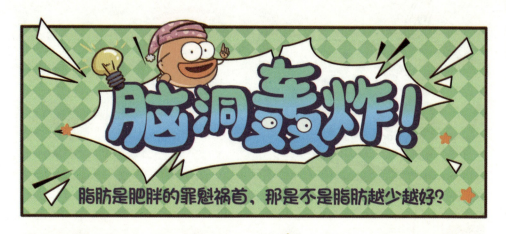

脑洞轰炸!

脂肪是肥胖的罪魁祸首，那是不是脂肪越少越好？

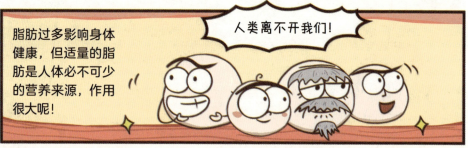

脂肪过多影响身体健康，但适量的脂肪是人体必不可少的营养来源，作用很大呢！

人类离不开我们！

一、为身体提供能量。

我们平时的所有生命活动，走、跑、跳、学习、思考等，都需要脂肪来转化成能量。

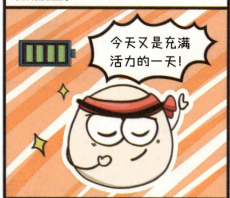

今天又是充满活力的一天！

二、储存能量。

多余的能量会转化成脂肪储存在脂肪细胞中，能帮助我们抵御饥饿或处理意外状况。

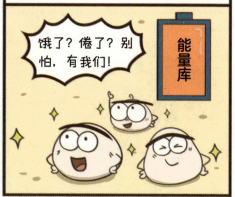

饿了？倦了？别怕，有我们！

能量库

三、保护作用。

脂肪像厚厚的海绵垫子一样，能在身体受到冲击的时候，保护骨骼、肌肉以及柔弱的内脏。

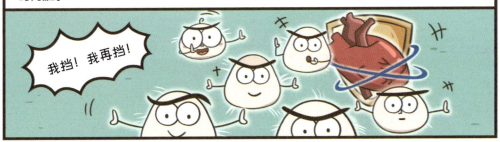

四、隔热保温。

皮肤下的脂肪能够维持体温，促进血液正常流动。

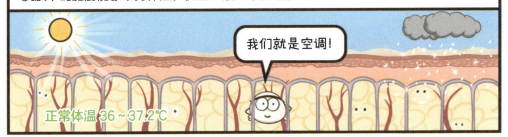

五、帮助身体吸收维生素。

维生素在人体的生长、代谢、发育过程中发挥着重要作用，而脂溶性维生素都必须溶解在脂肪中才能被身体吸收。

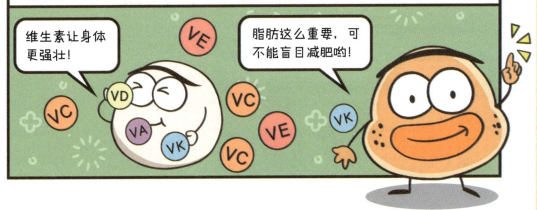

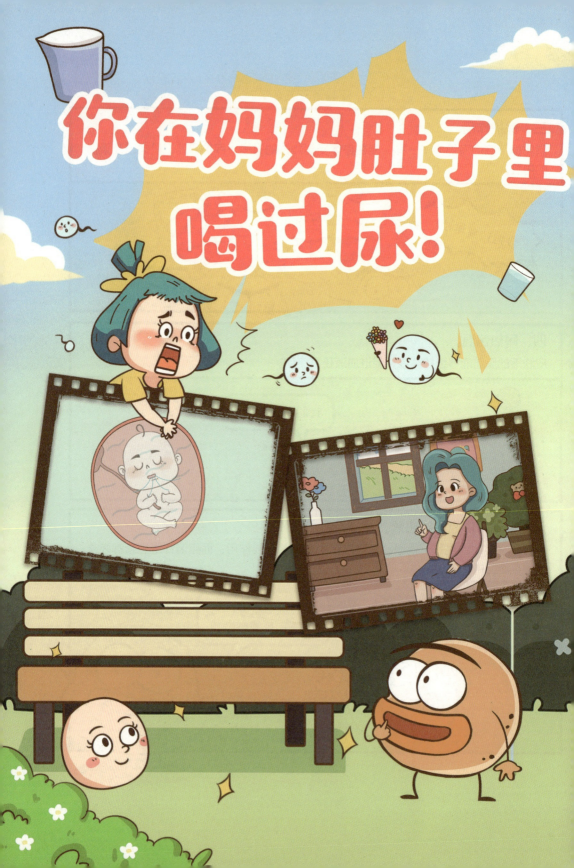

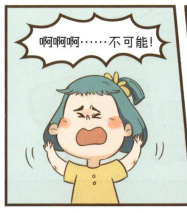

啊啊啊……不可能!

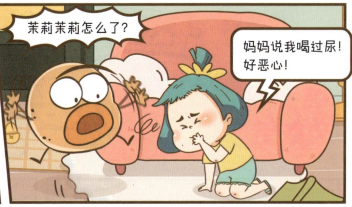

茉莉茉莉怎么了?

妈妈说我喝过尿!好恶心!

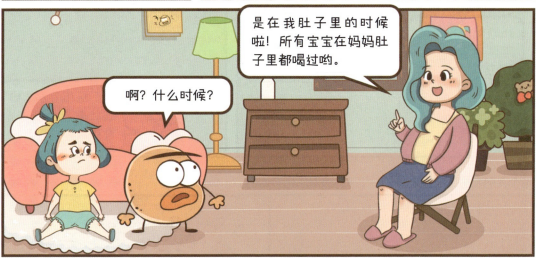

是在我肚子里的时候啦!所有宝宝在妈妈肚子里都喝过哟。

啊?什么时候?

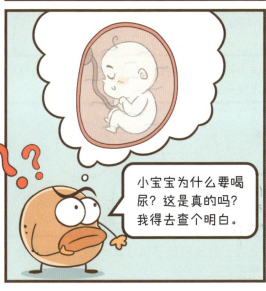

小宝宝为什么要喝尿?这是真的吗?我得去查个明白。

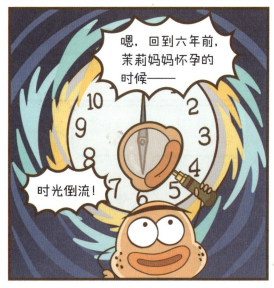

嗯,回到六年前,茉莉妈妈怀孕的时候——

时光倒流!

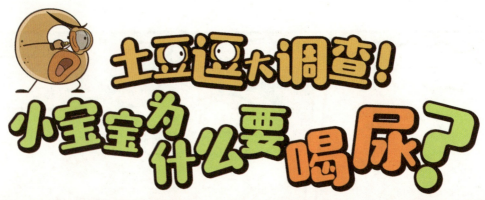

土豆逗大调查！
小宝宝为什么要喝尿？

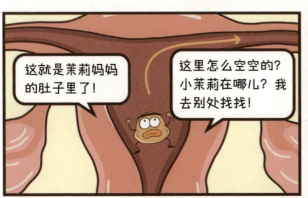

这就是茉莉妈妈的肚子里了！

这里怎么空空的？小茉莉在哪儿？我去别处找找！

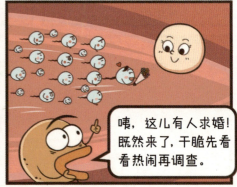

咦，这儿有人求婚！既然来了，干脆先看看热闹再调查。

每个人的出生，都是从精子向卵子的浪漫求婚开始的。

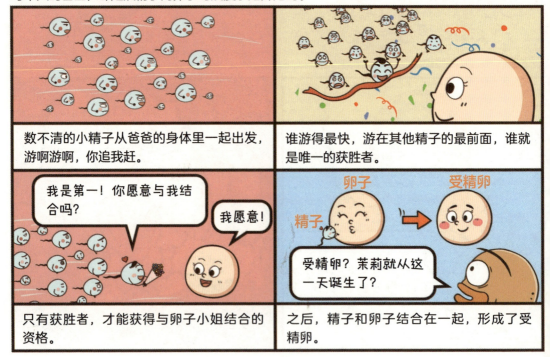

数不清的小精子从爸爸的身体里一起出发，游啊游啊，你追我赶。

谁游得最快，游在其他精子的最前面，谁就是唯一的获胜者。

我是第一！你愿意与我结合吗？

我愿意！

只有获胜者，才能获得与卵子小姐结合的资格。

卵子

受精卵

精子

受精卵？茉莉就从这一天诞生了？

之后，精子和卵子结合在一起，形成了受精卵。

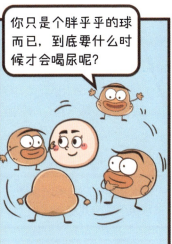

你只是个胖乎乎的球而已，到底要什么时候才会喝尿呢？

受精卵形成后，一边不停地分裂复制，形成一个由上百个细胞构成的、中间空空的圆球，叫作囊胚，一边缓缓移动，住进了妈妈温暖、柔软的子宫里。

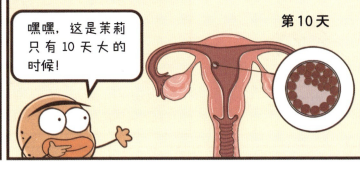

嘿嘿，这是茉莉只有10天大的时候！

第10天

第1周　第3周　　第7周

嘻嘻，7周大的茉莉像条鱼，周围出现了很多液体。

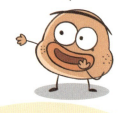

第9周

从第3周开始，囊胚发育成了胚胎，只有芝麻那么大。

到了第9周，胚胎发育成胎儿，各器官正在分化发育，心脏已形成。尽管只有核桃那么大，但终于显露出了人的样子！

第12周

第12周的茉莉会尿尿啦！

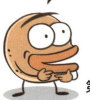

第16周，茉莉又大了一圈，她张嘴了！她喝了……停！终于找到了！茉莉真的会喝尿！

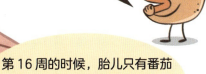

第16周

第16周的时候，胎儿只有番茄那么大。小手小脚越来越灵活，并开始学习吞咽羊水。

什么是羊水？

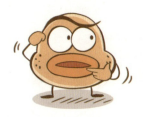

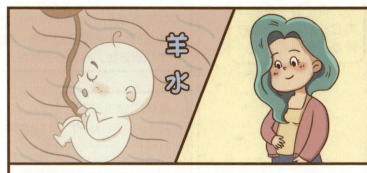

羊水就是胎儿周围的液体，早期的羊水主要来自妈妈的体液。住在妈妈子宫里的这200多天，羊水保护着胎儿健康成长。

羊水能够保温，不管外面的环境如何，胎儿始终生活在温暖中。

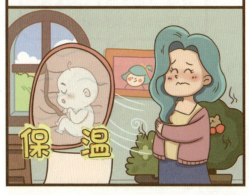

羊水就像一个软软的大水袋，保护胎儿缓冲遭受的外力伤害。

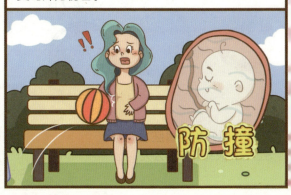

小茉莉整天泡在羊水里，难道不会被呛到吗？

啊？什么是呛到？

胎儿在妈妈的子宫里不需要通过口鼻和肺呼吸，因此不会被呛到。

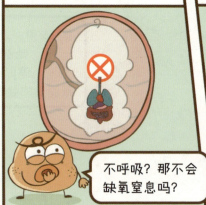

不呼吸？那不会缺氧窒息吗？

胎儿所需的氧气和营养，全靠这根和妈妈身体相连的**脐带**传送。

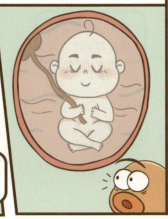

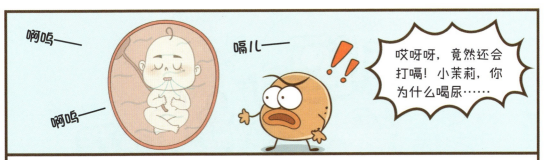

羊水里虽然有胎儿排出来的尿液，但是羊水只在妈妈的子宫和胎儿的肠胃里循环，没有病菌，也没有味道，一点儿也不脏，跟通常理解的喝尿可不一样。

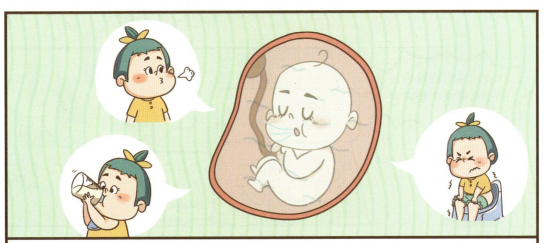

每天在妈妈肚子里练习吞咽羊水，是为了锻炼呼吸功能。所以在妈妈肚子里"喝过尿"，也是一段非常重要的人生经历哟！

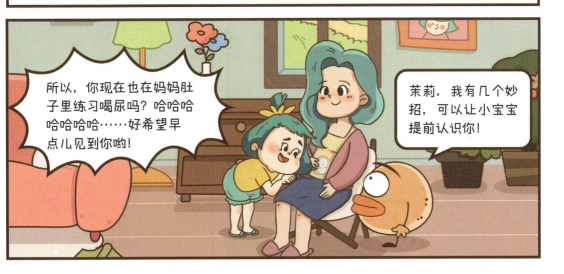

土豆逗有昏妙招

第一招：给肚子讲故事

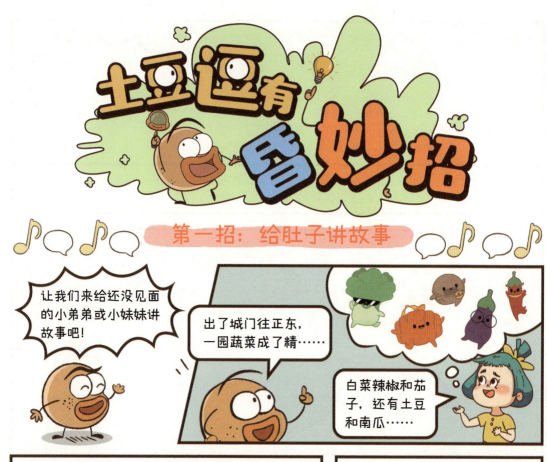

让我们来给还没见面的小弟弟或小妹妹讲故事吧！

出了城门往正东，一园蔬菜成了精……

白菜辣椒和茄子，还有土豆和南瓜……

胎儿在 28 周左右时，已经能听到妈妈肚子外面的声音，还能做出反应。每天在固定的时间对胎儿说话、讲故事，放音乐，都会让胎儿感觉熟悉、安全。

胎儿会记住这个声音，出生后也会更喜欢常对他说话的这个人，因为你们已经认识很久啦！

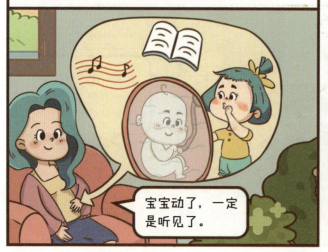

宝宝动了，一定是听见了。

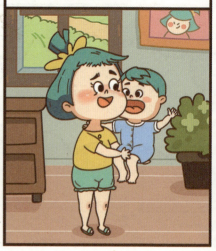

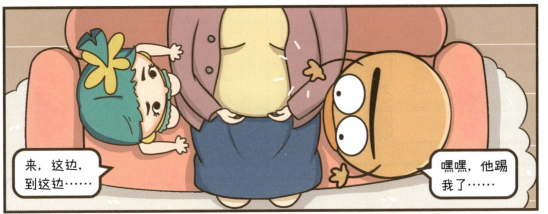

来，这边，到这边……

嘿嘿，他踢我了……

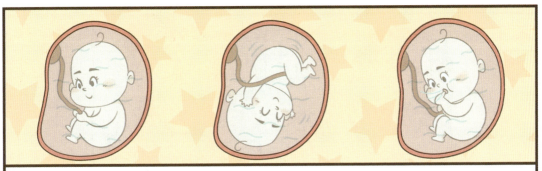

胎儿在妈妈肚子里可不是一直在睡觉的。醒着的时候，胎儿除了玩玩脐带，翻翻跟头，嘬嘬手指，也希望肚皮外面有人陪他玩。

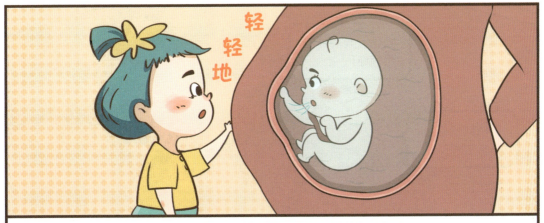

轻轻地

这时候轻轻拍拍妈妈的肚皮，小宝贝很可能会跟你互动，来个隔空击掌。
注意：动作一定要轻，不能用力，如果妈妈感觉不舒服，要立刻停止。

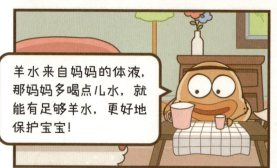

羊水来自妈妈的体液，那妈妈多喝点儿水，就能有足够羊水，更好地保护宝宝！

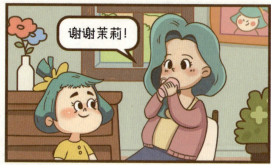

谢谢茉莉！

羊水过多或者过少，胎儿都会感到不舒服，这种情况下，要听从医生的建议。如果是因为妈妈的血液浓稠导致羊水变少，多喝水确实能起到补充羊水的作用。

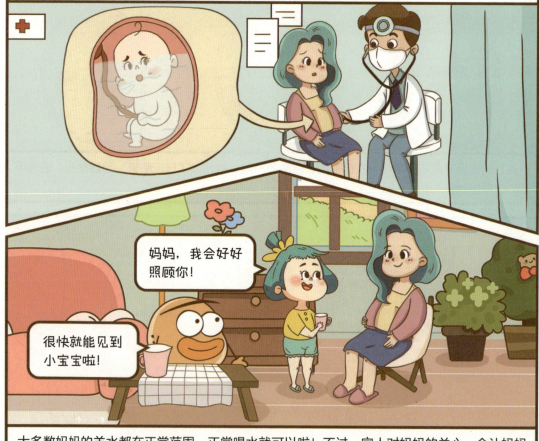

妈妈，我会好好照顾你！

很快就能见到小宝宝啦！

大多数妈妈的羊水都在正常范围，正常喝水就可以啦！不过，家人对妈妈的关心，会让妈妈心情愉快，对肚子里的小宝宝也有好处。

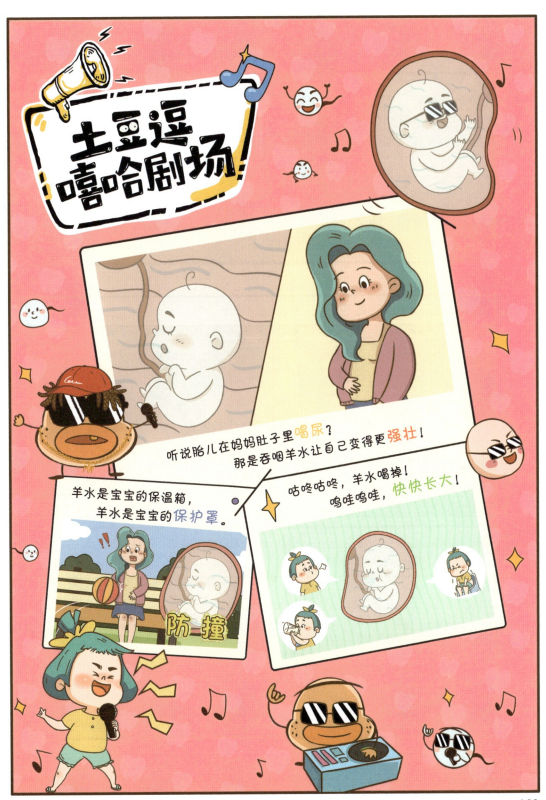

129

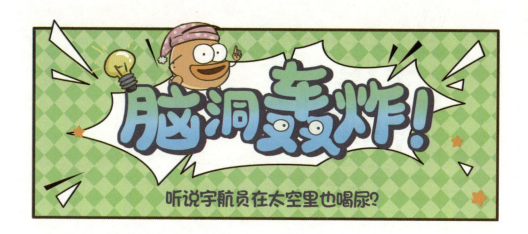

脑洞轰炸！

听说宇航员在太空里也喝尿？

这是真的！人的生活离不开水，宇航员也不例外。

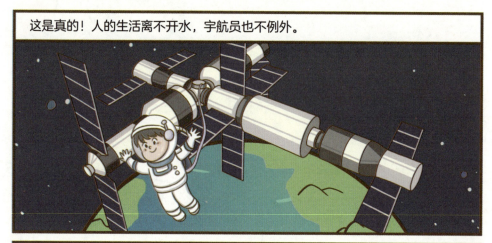

有的宇航员会在空间站生活好几个月，可是太空中没有水，而从地球上带去的水非常有限，每一滴水都非常宝贵。

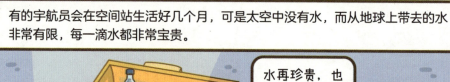

水再珍贵，也不能喝尿啊！好脏啊！

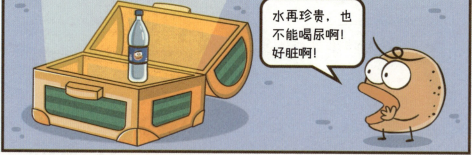

因此，空间站上的每一滴水，包括洗澡水、尿液、汗水，都会被收集起来，经过专门处理，提取出可供饮用的水。

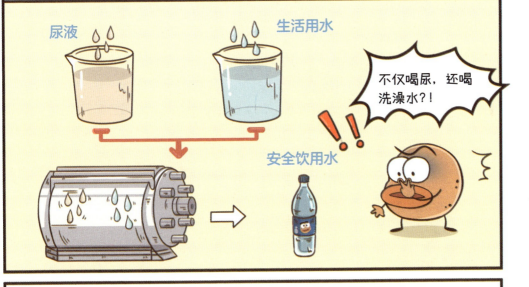

别担心，这些经过处理的水，达到了安全饮用标准，甚至比我们有时在日常生活中喝的水还要干净。所以，宇航员们并不是直接"喝尿"，而是在喝非常安全的饮用水。

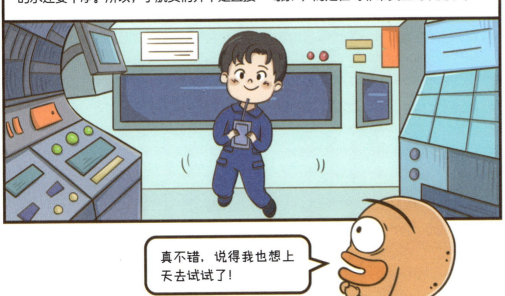

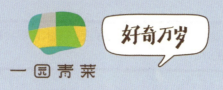

一园青菜是中图（CNPIEC）旗下儿童科普内容品牌
由中图新阅读（大连）有限公司全权运营
致力于用故事的力量驱动科学启蒙

《科学就是这么逗·人体奇趣探秘》

策划人：赵蓉
图书策划：胡媛媛
发行总监：吴丹

文：张一 胡媛媛 赵蓉
美术总监：吕莹
图：朱振邦 于晗 陈紫微 张胜平
视觉：周玉雯 孟羊羊

出品人：陈庆一
总编辑：张子健

审读专家：
安兴伟 天津大学医学工程与转化医学研究院副教授
庞美俊 天津大学医学工程与转化医学研究院讲师
张阔 天津大学医学部在站博士后